EO AGING

がん細胞が消えた！

命6カ月からの免疫対策

中谷敏典

ごま書房新社

まえがき

免疫治療の源流に挑む『がん細胞除去治療』とは……………●

患者さんが引きも切らないという『がん免疫治療』クリニックが、日本橋高島屋の向かいに存在する。東京駅八重洲北口から歩けるとあって、新幹線を使って地方から訪れる人も多い。それが、患者さんのすべてを院長である宇野克明医師が直接診療するという東京MIT《エムアイティ》クリニックだ。

かれこれ30年以上もがん治療を続けているという氏だが、その信頼の裏付けをあげるとすれば、まずはこれまでの診療総数が宇野医師一人で2万数千余人にのぼること。そしてなにより秀でる点は、氏が免疫治療に不可欠な高度精密免疫検査システム『リスクチェッカー』をわが国で唯一保有している点だ。

実際、がん免疫治療には数多くの方法が存在し、患者さん自身に合う治療方法を選びだすこと自体がとても難しい。それぞれの病状・進行度によっては実施しても意味のない治療が、いくつも存在するからだ。そうした実情に、この事前調査システムの活用が大きく貢献してきたことは想像に難くない。

読者はがん免疫治療というと、どんな治療方法を思い浮かべるのだろう。

おそらく、健康保険が使える診療で一番に思いつく治療が、2014年に保険適応となった免疫チェックポイント阻害剤『オプジーボ』『キイトルーダ』などではないか。これらの薬剤はこれまでにない効能、つまり、がん細胞と闘うリンパ球（免疫細胞）の働きを妨げていたブレーキを解除し、アクセルを「ベタ踏み」状態にして効果を発揮させるのが特徴だ（つまり、免疫細胞を〝暴走〟させて、がんを叩く）。

あるいは、最新のトピックスから探すなら、ようやく臨床応用が始まった『光免疫治療』を思い浮かべる人もいるだろう。この治療は、ある特殊な薬剤を投与したあとに特定の波長を持った光線を患部に照射すると、それだけでがん細胞が破壊されるという触れ込みだ。

しかし、高度進行がん・末期がんと診断されてからそう思案してみても、そのままでは元気でいられる期間にも限りがある。時の流れは早く、その一日はとても短く感じられるはずだ。そんな焦燥感がつのる毎日なのに、やっと知り得た新たな治療でさえ、時に期待を裏切るという現実に、この世のシリアスさを垣間見る。

それはなにも、免疫チェックポイント阻害剤、光免疫治療に限ったことではない。それは多くのがん治療に共通した、「治療の適応レンジが非常に狭い」という性質によるものだ。つまり、「このがんに限り」「この程度の進行度まで」といった制約が多く、それに合致する病状の患者さんだけしか治療の恩恵には与《あずか》れないという問題点だ。確かに前二者の治療発想は素晴らしく、ピタリと嵌まった症例には時に脱帽せんばかりの効果さえ示すことだろう。

だが、高度進行がん・末期がんに至ってしまい、切に治療を願う人ほど、そうした恩恵が得られるケースも少ないというのが、厳しい現実なのだ。

そこで、こうした場合にがん患者さんの受け皿となっていたのが、各種のがん免疫療法を提供する専門医療機関の存在だ。なかでも比較的知名度の高いものには、免疫細胞の一種であるＮＫ（natural killer）細胞や樹状細胞を用いる『リンパ球療法』などがある。これは、患者さんの血液からＮＫ細胞、樹状細胞といったリンパ球の仲間を採取し、大きな滅菌容器のなかで培養し、大量に数を増やしてから体に戻すというもの。ネットや各種の情報媒体で盛んに広告されていたので、一度は目にして検討した人もいることだろう。

しかし、これまでの取材を通じて多くのことが判明した。勘違いしていた人も多いだろうが、残念ながら、これらの〝療法〟によって高度進行がん・末期がんが改善したというケースは「かなり稀」であったのが実情だ。

細胞培養を生業《なりわい》とするいくつかのベンチャー企業は、ある程度の成功を収めたのかもしれない。そういったビジネス面ばかりのメリットが先行し、症例を選ばず、あたかもすべてのがん症例に効果があるかのような広告合戦をもたらしたことは、その治療を取り扱っていた医療機関、患者さんの双方に大きな不幸をもたらしたはずだ。

こうした状況があったからこそ、筆者はあらためて「外科・腫瘍免疫学と、分子免疫学研究」が専門の宇野克明医師を訪ねて話を伺うことにした。膨大ながん患者さんの免疫治療に携わってきた宇野医師が、これまでの経験則上でなにを大切にしていたのかを是非とも知りたかったからだ。

そして判明したのが、氏が全く新しく、かつ最善と判断したがん免疫治療、すなわち、がん免疫の「源流対策」と「ネオアンチゲン」という新しい仕組みを応用した治療『がん細胞除去治療』の全貌であった。

断新かつ独創的に命名された治療法だが、けっして独善的ではない。従来の保険診療と相反するものでないことは、宇野医師が日ごろから積極的な医師連携を整えていることからも見て取れる。ノーベル賞を受賞した研究から生みだされた免疫チェックポイント阻害剤オプジーボを含め、あらゆる最新の保険診療とも共存、共用が可能なのだ。見方を変えれば、日本のがん医療がようやく宇野医師に追いついてきたともいえる。

そして、すでにがん細胞除去治療は目覚ましい実績をあげはじめ、全国から東京ＭＩＴクリニックにやってくる高度進行がん・末期がん患者さんの心のよりどころになっているという。

では、宇野医師が、現時点で最も推進しているがん細胞除去治療とは、具体的にどんな治療法なのだろうか。

その治療手順を簡単に表すと、がん細胞が自らを「がん細胞だ」と明かす目印となる「内因性ペプチド（微小なタンパク質）」をがん細胞の表面に掲出させることだ。そして、この内因性ペプチドを患者さんの免疫細胞に知らしめることから治療は始まる。それにより、破壊力の最も強力な免疫細胞「活性化キラーT細胞」をがん腫瘍の局所に集結させ、同時にがん細胞の消滅を図るプログラム細胞死「アポトーシス」という反応を惹起《じゃっき》させる方法だ。

宇野医師は、すでに内因性のがんペプチドを高い確率で発現させ、活性化キラーT細胞を効果的に差し向ける技術を習得している。それは宇野医師のこれまでの出版活動によっても明らかにされているが、筆者が注目したのは「免疫機能の源流部分」だ。すなわち、一番に対処し、免疫細胞に認知させるべきがん細胞の排除戦略を、内因性がんペプチドにまで視野を広げて構築したこと。加えて、「がん細胞は究極の老化細胞である」という視点を持つことによって、老化して秩序を失ったがん細胞を「若化細胞《じゃっかさいぼう》」に変身させるリセット術を臨床経験から編みだした点だ。

つまり、「ヒトの老化」と「免疫細胞の老化」、この二つの問題を同時クリアすることで、がん免疫治療の最終章とも目される治療連携を可能にしたのだ。

「若化」とは、「老化」の反対を意味する言葉である。では、なぜがん細胞を若化させる（若返らせる）とよいのだろう。

それは、若化によって再び免疫細胞にがん細胞の目印（がんペプチド）を認知させられるからだ。その結果、がん細胞の検出がはるかに容易になり、免疫細胞による攻撃、つまりヒトが持つ免疫応答を最大限に発揮させることができるのだ。

がん細胞に対するこうした視点は、宇野医師が外科医であったのと同時に、基礎系医学分野の教育や、分子細胞生物学の研究領域に携わっていたことが影響しているのだろう。

時代の先端を行くがん細胞除去治療、ぜひ最後まで読み進めていただきたい。

がん細胞が消えた！
余命6カ月からの免疫対策

◉目次

第2章 免疫を強化するための『若化《じゃっか》』——055

第3章 ヒトの奥深き免疫の世界――079

第4章 がん免疫検査システム『リスクチェッカー』――103

第5章 これが最善・最新のがん免疫治療『がん細胞除去治療』――125

第6章 東京ＭＩＴクリニック宇野克明院長による報告——159

第1章

高度進行がん・末期がん患者に贈る『がん免疫治療』

がん診療、保険診療のあらまし

運悪くがんに罹《かか》ってしまった場合に、健康保険証を手にして向かった病院で受けられるのは、「標準治療」と呼ばれる「保険診療」だ。そして、その診療規則に定められた手順に沿って、各人へがん治療が提供されていく。

ただし、健康保険という公的な補助を利用して治療を進める以上、その内容が「あらかじめ決められた範囲のもの」に限られてしまうのは致し方ない。ワガママをいうとしても、それは治療に関する部分ではなく、自費負担による個室へのアップグレード程度だろう。

まずは、こうした保険診療におけるがんの標準治療から解説しよう。基本となる治療戦略を知らずして、その先の新たな『がん免疫治療』の意味合いや優位性を理解することは困難だからだ。

がんの標準治療は、大きく分けて3つある。

①手術

健康保険制度で行う 標準的ながん治療

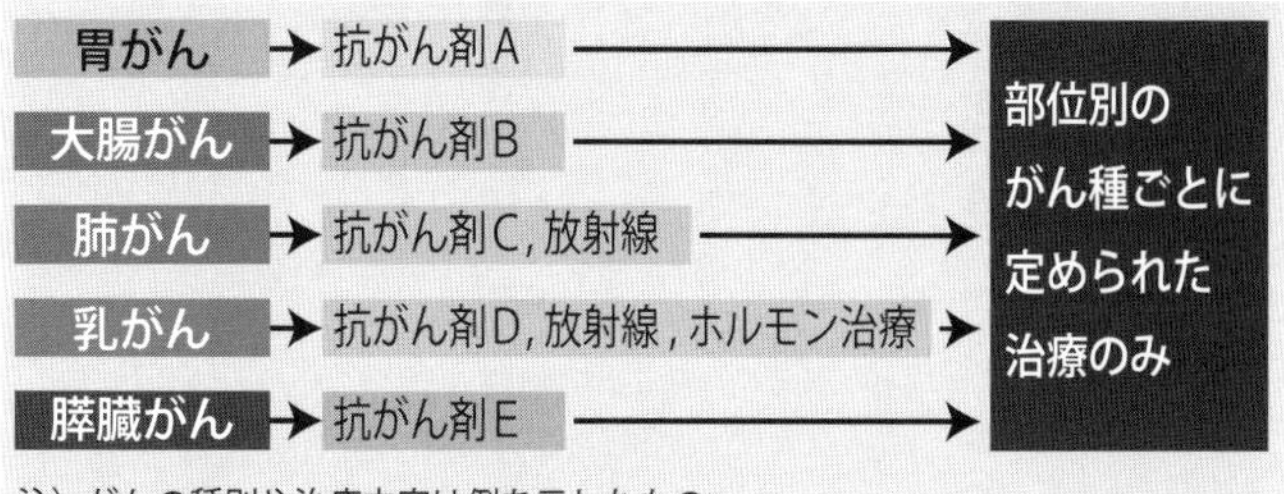

注）がんの種別や治療内容は例を示したもの

健康保険制度によって行う従来のスタイルは、発生したがんの部位にあらかじめ決められた治療が行われてきた。たとえだれががんに罹ったとしても、がんの部位が同じなら手術はこれ、使う抗がん剤もあれと、治療にあたっての選択肢は非常に狭いものだ。

②放射線

③抗がん剤（がん種によってはホルモン治療が加わる）

建前論でいうなら、若かろうが高齢者であろうが、あるいは、有名人や大会社の社長であろうが、そうした要素はほとんど考慮されない（はず）。たとえば、大腸がんであるなら「手術はこういった方法」「こうした場合には放射線を照射」「使う抗がん剤はこれらの種類」と、ほぼマニュアルどおりに治療計画が立てられていく。既製品のスーツと同様に、得られる治療の選択肢は限られてしまうため、自身の希望にぴったりマッチする取り計らいは期待し難い。

だから、とことん納得のいく治療を希望するとなったなら、「保険外診療も併用せざるを得ない」という場面も生じることだろう。保険診療での治療が一巡し、その後も、治療がはなはだ困難な病状にあると診断されてしまったなら、それも一つの選択肢に違いない。ただし、テーラーメイドのオーダースーツと同様に、値段は少々張る。

早期がん、早期進行がんなら、標準治療を優先せよ

いつの世にも、ことごとく提案を拒む人は存在する。だが、もう一度冷静になって、熟考してみたらどうだろう。

そこでまずは、がん細胞を激減させるために提案された①の手術について、体ががんと闘っている状況と照らし合わせて表現してみよう。それは「がん細胞」と「がんと闘う免疫細胞」における、「数」のせめぎ合いだ。

たとえば直径1㎝になったがん腫瘍には、どのくらいのがん細胞が寄り集まっているのだろう。この程度のサイズなら、おおよそ早期がんの時期にあたり、ようやく人間ドック

ゴンペルツ腫瘍倍加曲線

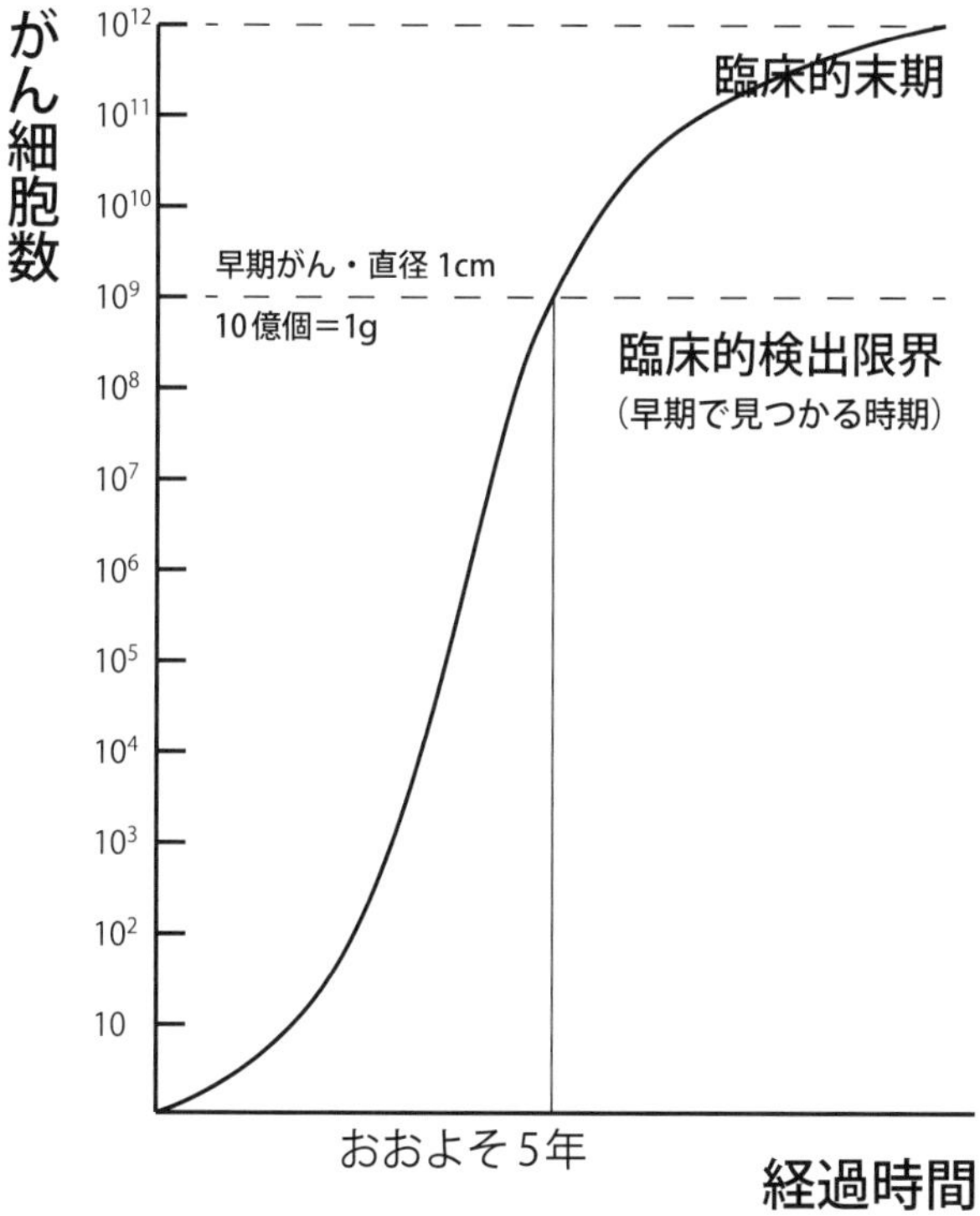

直径1㎝のがん腫瘍の細胞数はおおよそ10億個、重量は1g程度となる。これは、発生から30回ほど倍加を繰り返した時点の、がん腫瘍プロフィールだ。

1回の倍加、つまり、がん細胞数が2倍になるまでに2カ月かかり、それが30回ほど繰り返される（2カ月×30回）。つまり、直径1㎝の大きさに至るまでには、60カ月（5年）が経過する計算になる。

などの検査でも発見されはじめる頃合いだ。これより増大してしまうと、がん細胞は周囲にも浸潤《しんじゅん》しはじめ、時には血管やリンパ管を伝って遠くの臓器にまで転移をしはじめる。

このとき、がん細胞の数を推定するには、ゴンペルツ（Gompertz）の腫瘍倍加曲線というものが参考になる。そしてもう一つ、臨床の場でしばしば語られるのが、倍加時間（ダブリングタイム：doubling time）という概念だ。それぞれ、がん腫瘍の体積が倍になるまでの期間を表すものだが、その期間は一般的に2カ月程度と考えられている。

そうした点を踏まえたうえで、まずはゴンペルツの曲線を見てみよう。直径1㎝のがん腫瘍の細胞数はおおよそ10億個、重量は1g程度となる。これは、発生から30回ほど倍加を繰り返した時点の、がん腫瘍プロフィールだ。1回の倍加、つまり、がん細胞数が2倍になるまでに2カ月かかり、それが30回ほど繰り返される（2カ月×30回）。つまり、直径1㎝の大きさに至るまでには、60カ月（5年）が経過する計算になる。

だが、実際にはゴンペルツ曲線によると、がん細胞数が少ないほど倍加時間は短く（つまり、成長が早く）、がんが成長して細胞数が増すとその期間も延長する（つまり、成長がゆっくりになる）という特徴がある。がんの発生から肉眼で発見できる早期がんになるまでは、もっと短い期間で到達すると考えなければならないだろう。

さて、この直径1㎝の段階で、『がん免疫治療』を最初に選択するという考えはどんなもんだろう。がん細胞をすべて取り除ける可能性が高いのなら、むしろコストパフォーマンスに優れる保険適応下での手術を選択すべきではないか。

これは宇野医師も同じ見解だ（宇野医師はもともと生粋の外科医。臨床領域の専門が外科、研究領域の専門が免疫学・細胞生物学である）。臨床医として日々手術に明け暮れ、その経験を踏まえたのちにがん免疫治療の研究に邁進しており、中立的な立場であることを念頭にこれより先も読み進めてほしい。

もちろん、がん免疫治療をいつの段階からでも選択するのは（あるいは併用するのは）間違いではないが、がん免疫治療にはある程度の期間を見込まなければならない。前述のように、がん腫瘍の倍加時間は早期のがんほど短い。がん患者さんにとっては待ったなしの状況なのだ。

そう考えると、がん腫瘍を発見した当初の段階では標準治療の第一選択、すなわち手術が一番有効なのだろう。たとえ、がん細胞が初発部位からリンパ節などに転移してしまい、ある程度の広がりを主張しはじめた段階だとしても、メインとなる一番大きながん腫瘍を切除することで、体内のがん細胞数を大幅に減らせるからだ。つまり、手術は、がん細胞を迎え撃つ免疫細胞にとって、「数的」に有利な環境を作りだすのだ。

同様のことが、標準治療②の放射線についてもいえる。局所的な高エネルギー照射によってがん細胞を破壊し、体内のがん細胞数を低減させることは、相対的に免疫力を高めるという点で手術と同じだからである。

手術後の抗がん剤投与は、再発の危険を回避する

標準治療③の抗がん剤が有効な場合があることも知っておこう。

「えっ？」

そう思うかもしれない。

すでにいろいろと悪い噂を見聞きし、抗がん剤など効くはずがないと思っているからか。あるいは、実際に使ってみて効かなかったので、（標準治療に失望して）本書に辿り着いたからだろうか？

しかし、がんに罹っていることに早い段階で気づいたケースの手術で、がん細胞の切除

後に抗がん剤治療を提案された場合は、医師の考えを毛嫌いせずによく考えてほしい。なぜなら、再発率を下げるという一定の医学的根拠（エビデンス）が存在しているからだ。

一般論として、この時期で目に見える程度のがん腫瘍なら、手術で取り切れている可能性が高い。しかし、目に見えないほどの小さながん腫瘍まですべて取り切れたかというと、そうは断言できないのが現実だ。どんなに優秀な外科医であっても神様ではなく、取り残しの恐れはある。だから、そうした残存がんの存在と再発の可能性も考慮して、抗がん剤で叩くのである。

このようなケースについて、数々の手術を手がけてきた宇野医師はいう。

「たとえば、あるがん腫瘍に対してこのまま手術だけで治療を終わらすと、4割の方が再発してしまうと仮定しましょう。6割の方は治癒するわけですが、その生存率を抗がん剤によって8割程度まで高めることもあながち不可能ではありません。がん患者さんは、抗がん剤の嫌な副作用と天秤にかけつつ、向上する生存率の2割という数値をどう評価するか、そこが思案のしどころなのです。

現時点では抗がん剤の副作用をゼロにすることはできません。しかし、抗がん剤投与によって典型的な副作用を生じた人のおよそ8割に、良好な効果が得られたというエビデンスがあります。つまり、副作用＝抗がん剤が効いた証《あかし》でもあるのです。そうポジティブに考えられた患者さんが、以後スムーズな治療経過を得たケースがままあることも覚えておきましょう」

宇野医師のこれまでの経験によれば、抗がん剤も早期がんや進行がんのステージⅠ、Ⅱ程度までなら、全否定するものではない。だから、あえて「少し頑張ってみませんか」と提案したケースが多いという。

「本書に述べた内容は、こうした標準治療をきちんと理解しつつ、①手術、②放射線、③抗がん剤（ホルモン治療も含む）の役割を理知的に検討してもなお、『がん免疫治療』を受けたい方、あるいは、やむなく高度進行がん（ステージⅢ、Ⅳ）、末期がんと診断されてしまった患者さんに役立てていただきたいのです」

がん保険外診療の歴史

わが国での『がん免疫治療』の変遷について、保険適応の有無にかかわらず振りかえってみよう。

がん免疫治療がクローズアップされはじめたのは、1970年代後半から80年代にかけてだった。当時、医薬品（あるいは医薬品に準ずるとされた成分）として注目を集めたのは以下の製品だ。

・ピシバニール（ペニシリン処理・溶連菌凍結乾燥粉末　＊保険適応）
・クレスチン（カワラタケ多糖体　＊保険適応）
・レンチナン（シイタケ多糖体　＊保険適応）
・ソニフィラン（スエヒロタケ多糖体　＊保険適応）
・蓮見《はすみ》ワクチン（免疫アジュバント製剤　＊保険未適応）
・丸山ワクチン（結核菌青山株の抽出成分　＊有償治験製剤）ほか

この二つのワクチンは以前から知名度もあり、特に丸山ワクチンはこれまでに40万人以上の患者さんが使用したとされている。

その後に台頭してきたのが、次のようなサプリメント製剤だ。
・アガリクス類（ハラタケ属キノコ抽出の多糖類）

・シイタケ類（担子菌類キノコ抽出の多糖類）
・メシマコブ類（タバコウロコタケ科キノコ抽出の多糖類）
・マイタケ類（トンビマイタケ科キノコ抽出の多糖類）
・フコイダン類（海草類抽出の多糖類）ほか

そして、少し遅れて登場したのが免疫細胞を利用し、俗に『がん免疫療法』あるいは『リンパ球療法』とも呼ばれた、次のような治療方法だ。

・樹状細胞（ＤＣ：dendritic cell）
・ＮＫ細胞（ナチュラルキラー細胞）
・ＮＫＴ細胞（ナチュラルキラーT細胞）

宇野医師はいう。

「私ががん免疫治療の研究に着手したのは、１９８８年です。そのころから十数年ほどの期間が、免疫への効能を謳《うた》った医薬品やサプリメント類の全盛期だったと思います。まさに玉石混交、百花繚乱の時代でした。当時、私は所属していた都内の大学医局で外科手術に携わりつつ、その一方で所属した免疫研究班でこれからの免疫治療戦略に関する学会発表に明け暮れる毎日でした。

しかし、それらの医薬品やサプリメントの弱点が次第に明らかになっていくと、がん免疫治療にも淘汰の波がどっと押し寄せて、輝きも失っていったのです。

時を同じくして、患者さんから採取した免疫細胞を体外で培養し、再び体に戻すというＮＫ細胞療法などが盛んに行われるようになりました」

宇野医師は続ける。

「ちょうどこのころ、二人の指導医に巡り会いました。……いや、巡り会ったという表現には語弊があるかもしれません。なぜなら、そのお二人とは、私ががん免疫研究を始める前から面識のあった母校医学部の教授、つまり、学生時代の恩師だったからです。〝灯台もと暗し〟とはまさにこのことでしょう。

はじめに再会したのが、私が学生だった当時、東海大学医学部教授を務められていたＭＨＣ（主要組織適合性複合体）研究の世界的権威、辻公美《つじきみよし》先生です。１９９８年の暮れだったでしょうか、私が代表を務めていた医療法人の高齢者施設管理者に興味を持たれてお越しになったのが始まりでした。学生時代の印象はとても厳しい先生でしたので、再会したときに手に汗を握った記憶が残っています。もちろん、その後は施設管理者とは名目上にすぎず、実際には毎週、研究顧問としてお越しいただくことになったのはいうまでもありません。

この日を境に、私はヒトにおけるＭＨＣのなんたるかを、みっちりと仕込まれることになりました。それが、いま私が行っているがん免疫治療の、それもキモとなる『がん細胞除去治療』の部分で役に立つことになろうとは、思いもしませんでした。

そして、辻先生からお声がけいただいたもうひと方の恩師、それが当時、東海大学医学部第二外科教室の教授をなさっていた生越喬二《おごしきょうじ》先生です。その時期は、私もたまたま東海大学医学部の基礎系医学分野、生体構造機能学教室の一員として医学部3年生の講義を担当していたので、第二外科と二足のわらじを履くことになったのです。

そして学んだのが、大学の研究室ならではの外科・悪性腫瘍例に対する戦略的免疫治療の実際です。しかも、生越先生は辻先生を交えてＭＨＣとがん免疫治療の関連性を研究中で、その数千にも及ぶ免疫治療例を教わることができました。

なにより重要だったのは、そうした免疫治療データをきちんと管理・解析することの大切さも教わったことです。当時、生越先生は、数量化理論（Hayashi's Quantification Methods）の大家、林知己夫《はやしきちお》先生と共同で、がん患者さんの免疫タイピング分析（数量化

III類）もなさっていました。そうした環境のなかで先生の部屋に足繁く通い、私がこれまでに収集した各種のがん免疫検査データについても、快くディスカッションをしていただいたのです。

こうした辻先生、生越先生のご指導のもとで執筆・完成した基礎論文が、2000年発行の日本臨床免疫学会誌掲載、『免疫学的パラメーターを用いたがんスクリーニングの意義』。そして同年のANNALS OF CANCER RESEARCH AND THERAPY誌掲載、『IMPAIRED TH1-RELATED IMMUNE SYSTEMS IN CANCER PATIENTS』でした。

もうおわかりでしょう。この二方の恩師と巡り会えた幸運が、ペプチドを応用したがん免疫治療の根幹となり、日本初のがん免疫精密検査『リスクチェッカー検査』の完成にもつながったのです」

分子標的薬と、免疫チェックポイント阻害剤

宇野医師が続ける。

「1970年代からおよそ50年の歴史を持つ近代がん免疫治療ですが、70～80年代ごろの評判はあまり芳しいものではありませんでした。なので、免疫研究を始めた当初は、医学部時代の同窓やがん研究の道に進んだ知人に会うたびに、『免疫治療はネズミにしか効かない』と冷やかされたものです（著者注：遺伝的に同一の研究用マウスでは、がん免疫治療の効果が著しい例も多いのだが、逆に、マウスでの研究成果をヒトのがん免疫治療にあてはめるにしても、そのほとんどが失望に終わる、という事実に基づく発言）」

ところが2000年代に入ると、その評価が大きく変わりはじめた。風向きの変化をもたらしたのは、細胞分子レベルの研究の進歩と、そのペプチド技術を応用した次世代がん免疫治療の登場による。

なかでも、21世紀初頭に登場した二種の薬剤の功績は非常に大きい。

その一つが、悪性腫瘍に対する分子標的薬（商品名『グリベック』『イレッサ』など）の保険薬価収載であり、その後に登場した免疫チェックポイント阻害剤（商品名『オプジーボ』『キイトルーダ』など）がダメ押しした格好である。ともに、免疫細胞の表面に現れるペプチド構造、すなわち受容体（レセプター）の仕組みを最大限に活用したがん免疫治療薬であるのが最大の共通点だ。

こうした出来事によって、「近い将来、がんは免疫治療で治すときが来る」と、これまで興味も示さなかった医師でさえ感じるようになっていった。

とはいえ、がん免疫治療は患者さんも含め、まだまだ一般の人々が期待するような成果には到達していないのが現状だ。

そうした状況に留まっている原因は、いくつか考えられる。

なかでも、昼夜を問わずにヒトの体や細胞を守ってくれている免疫細胞、これらの老化度合いが治療の効果を大きく左右することは真っ先にあげなければならない。また、個々人の体質による免疫の多様性（人それぞれの免疫多型）も、治療の成果に影響を与えたはずだ。

しかも、一部からは、「保険治療薬としての認可が早すぎた」という、いささか乱暴な意見が出たのも事実だ。これは、免疫チェックポイント阻害剤として初めて保険認可されたオプジーボが、飛び抜けて高額だった点も大きく影響していただろう。なぜなら、オプジーボの評判を聞きつけた患者さんが「ぜひ、私にも使ってくれ」と希望しても、当初はおいそれと投与してもらえなかったのだ。この薬剤の乱用を防ぎたい保険医療行政側がある一定の基準を設けたのだ。それが、「免疫チェックポイント阻害剤は、従来どおりに標準治療を実施してから、それでも治らなかった症例に限って投与してよい」というガイドラインである。つまり、保険診療の一環として、薬の投与順序に制約が課されてしまっていたのだ。

意地悪ないい方かもしれないが、当初は放射線を〝じゃんじゃん〟照射し、抗がん剤を〝ばかばか〟使って、「いやぁ、効きませんでした」となってから初めて使える薬だったのだ。その段階では、患者さんの免疫力もすでに破壊されてしまっているだろうことは、中学生でもわかる話であったのに。

高額な薬剤の使用を後回しにしたい行政サイドのルールだが、「免疫の性質を全く理解していない決定だ」という誹《そし》りを免《まぬが》れず、がん免疫治療の進捗《しんちょく》にもマイナスの影響を与えたのではないかといわれている。

ペプチド系の『がん免疫治療』と、プレシジョン・メディシン

そうしたなかで現在、大きく注目されはじめたのが、ペプチド系の『がん免疫治療』だ。

プレシジョン・メディシンに基づく精密がん治療

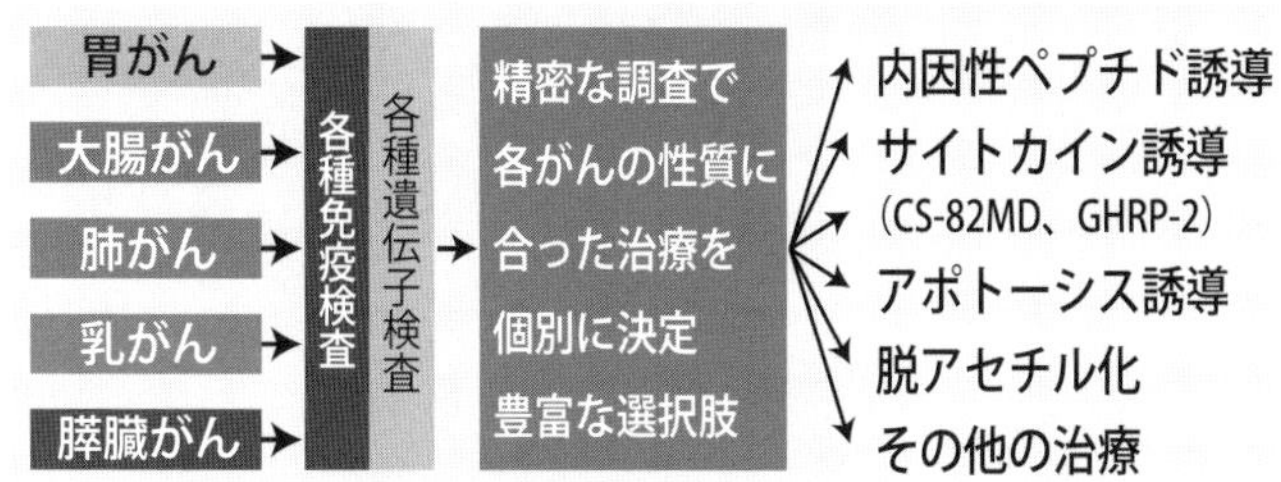

注）がんの種別や各種検査、治療内容は例を示したもの

たとえ同じ部位のがんであっても、その性質は千差万別。それぞれのがんに生じた遺伝子変異でさえ「○○がんなら、この型」といった概念は通用しない。その結果、精密医療「プレシジョン・メディシン」では、異なるがん細胞の実情を踏まえた治療法が求められるようになった。

保険未適応だが、『ネオアンチゲン治療』『内因性がんペプチド誘導』などが、がん患者さんの強い要望もあって早期導入を実現。がん免疫治療に、もう一つ新たな戦略が加わることになった。

ほかにも、特殊な例をあげれば『CAR—T細胞療法（使用薬剤名：キムリア）』といった一回5千万円（?）の最先端・最高額医療がある。海外の超富裕層のあいだで大きな関心をさらい、お金さえ出せばなんとでもなるというお国柄の米国まで治療を受けに行くがん患者さんが、世界各国で相次いだ。その後、日本でもこの治療に用いるキムリアという薬剤が保険適応になったのだが、相変わらず厳密な治療基準に阻まれていて、おいそれとは実施してもらえない。

そして、その米国で、しかも大統領によって提唱されたのが、プレシジョン・メディシン（個別化医療）という新たな治療戦略だ。

プレシジョン・メディシンとは、2015年にオバマ大統領が演説発表したことで一躍有名になった〝個々のがんに対する精密検査・精密医療〟の概念である。

当たりまえの話だが、がん細胞の病態は人それぞれに異なる。当然、それを前提にした治療が求められるのだが、わが国では国民皆保険という制度にも阻まれ、一朝一夕に提供できるものでもない。しかし、免疫学や遺伝子工学の進歩は、たとえ同じ部位に発生したがんであっても、その性質は千差万別であることを明らかにした。「胃がんならこの治療」といった旧来の保険治療のやり方は、もはや通用しない時代になったのだ。

当然、これからはますますプレシジョン・メディシンの概念が、がん治療・がん免疫治療の本命となっていくに違いない。少なくとも、宇野医師らが実践するネオアンチゲン・ペプチド医療など、個々人に合わせた〝完全テーラーメイド〟の治療を提供する時代に突入したといえるだろう。

20年以上も前に完成していた、がん免疫検査システム『リスクチェッカー』

こうした時代を先取りするように、宇野医師は1999年に、早くも日本初のがん専門免疫検査『がん免疫ドック』のプロトタイプを完成させていた。まさに、症例ごとに行う精密な免疫検査システムの実用化の始まりであった（のちに改良、改名を行い、『リスクチェッカー』となる）。

宇野医師はいう。

「医学的根拠に基づく『がん免疫治療』を実践するには、少なくとも事前に敵をよく知らねばなりません。それには詳細な免疫検査システムが不可欠だったのです。しかし、あの当時はどの医療機関を回っても、そうしたがん免疫に専門化した検査システムは存在しませんでした。

そこで、将来の有効活用を願い、とにかく治療より、がん免疫検査システムの開発が先だと考えて開発を続けたことが、日本初のがん免疫検査システムであるリスクチェッカーの創出につながったのです。これこそ、恩師の辻先生、生越先生のご協力があってこそだと、いまでも思っています」

唯一、この検査システムを保有する宇野医師の治療は、ほかの医療施設に比べて大きなアドバンテージを持つことになった。というのは前述のように、たとえがん免疫治療を謳った医療施設であっても、免疫検査システムによる系統だった事前調査を実施するところは、ほとんどなかったからだ。いや、なかったではなく、当時から現在に至るまで、宇野医師のクリニック以外にはない。

つまり、現場の医師たちは、なぜ免疫治療が効くのか、大したチェックもしないまま治療を行っているのが現実なのだ。

一方、宇野医師の医療施設は、過去からの膨大なデータに最新データを加え、日々更新している。それをもとに個々人、がん種別ごとの症例解析を迅速にこなしているのだ。そうして、従来のがん免疫治療の問題点を洗いだし、それを反映させた新たな治療手法の開発に弾みをつけている。この知的財産ともいえるデータは、日本初のがん免疫治療ビッグデータといっても語弊はない。

そして、2020年には解析ロジックの変更によってさらなるビッグ・アップデートに成功。これにより飛躍的に精度が向上し、がんの高度精密免疫検査システム・リスクチェッ

リスクチェッカー検査とは

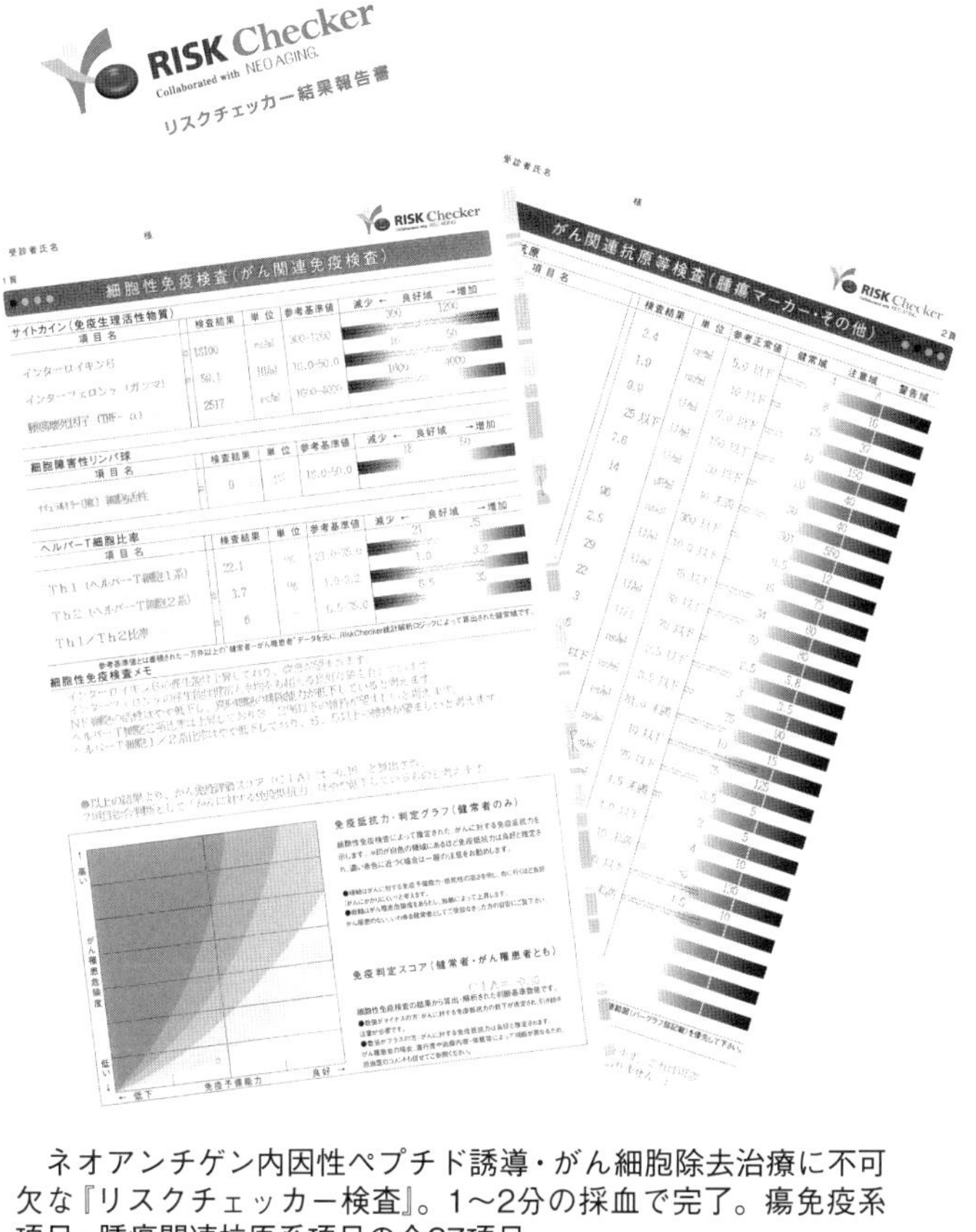

ネオアンチゲン内因性ペプチド誘導・がん細胞除去治療に不可欠な『リスクチェッカー検査』。1〜2分の採血で完了。瘍免疫系項目・腫瘍関連抗原系項目の全27項目。

カーの最終版が完成したのだ。前身のがん免疫ドックの完成から、実に22年後の出来事だった。

がんに勝利するためには、事前に個々の詳細な「がんプロフィール」取得が不可欠だ。相手を知ったうえで闘ってこそ、最終目標に辿り着ける。そのためのリスクチェッカーと、事前の詳細な実態把握。詳しくは第4章をご覧いただきたい。

がん破壊の手がかりとなる「がんペプチド」

新たなるがん免疫治療の〝本命〟として、先ほどから名称がたびたび登場している『がんペプチド治療』について解説していこう。

その前に、がん細胞がどのような成り立ちで発生し、どのような経過を辿って進行していくのかを整理してみたい。

もとを正せば、がん細胞も自身の体を作っていた細胞の一つに過ぎない。ところがあるとき、その細胞に備わった遺伝子DNAに変異が生じ、これまでとは全く性質の異なる「がん」細胞に生まれ変わってしまったものなのだ。そのようながん細胞は、いままで保持していた遺伝子情報の大半を置き去りにしている。正常細胞としての素性、育ち、つまり細胞の「アイデンティティ」はすべて喪失した状態なのだ。

だから、常に身を守っている免疫細胞から見れば、がん細胞は「全くの異物」に映る。当然に、すぐにでもそう判断されて、消滅してもおかしくはない素地を持ち合わせているのだ。

このとき、免疫細胞が「全くの異物」だと見なす手がかりにするのが、「がんペプチド（がん抗原）」という微小なタンパク質のかけら（断片）だ。このかけらは、がん細胞の内部で合成されたがん由来のものであることから、「内因性ペプチド」と呼ばれる。

内因性ペプチドは、その素性、育ちといった〝がんらしさ〟を示す飾りのようなもの。それが、同じくがん細胞の内部で合成された「MHCクラスI分子」というタンパク質の土台と結合し、時間の経過とともにがん細胞の表面に繰りだされてくる。そして、最も強力な免疫細胞「活性化キラーT細胞」が、この内因性ペプチドとMHCクラスI分子の複合体を即座に察知し、それを掲げたがん細胞を速やかに破壊していくのだ。

活性化キラーT細胞という名の最強のがん細胞除去装置が、がん細胞表面に掲出された

内因性がんペプチドとは

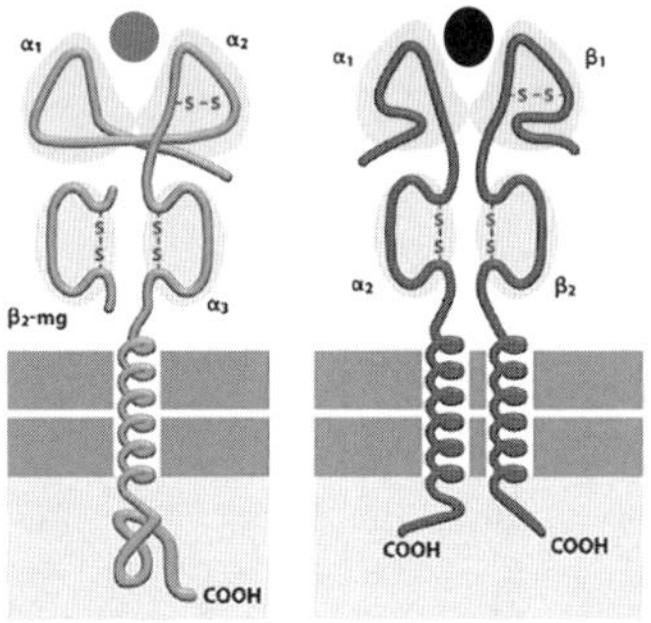

MHCクラスⅠペプチドはすべての細胞に発現。クラスⅡペプチドは、抗原提示細胞、マクロファージなどに発現。それぞれ異物を認識する。

内因性ペプチドと、その土台となるMHCクラスⅠ分子という構造体、すなわち「MHCクラスⅠ抗原複合体」目がけて総攻撃を仕掛けるさまを、ぜひ想像されたい。

がん細胞が除去される過程

免疫細胞が、がん細胞の除去を成し遂げるには、ちゃんとした手順を踏まなければならない。

順を追って紹介しよう。

❶原始的な防衛反応としての「初期破壊」

遺伝子DNAの変異をもとに発生するが

ん細胞は、一日に3000個とも5000個ともいわれている。こうした初期のがん細胞は、発生からさほど時間も経過していないため、細胞の表面には未だ内因性ペプチドも、その土台になる構造体・MHCクラスI分子さえもなにも現れていない。そこで、この段階では初期対応が専門の免疫細胞「マクロファージ（貪食細胞）」「NK細胞（ナチュラルキラー細胞）」などの出番となる。

NK細胞の特徴は、内因性ペプチドとMHCクラスI分子の複合体を表面に掲げていない細胞、つまり未成熟で素性がはっきりしない細胞や、外部から侵入した異物に対して攻撃を仕掛ける性質だ。だから、NK細胞は内因性ペプチドを掲出しない未成熟ながん細胞を専門に活動し、出会うと即座に破壊活動を開始する。そして、破壊された未熟ながん細胞のかけらは、周囲の体液中にまき散らされていく。

ところが、このような原始的な免疫反応は時として欠点にもつながる。

その原因が、NK細胞は生まれたてホヤホヤの細胞にしか攻撃を仕掛けられないという特性にある。逆に考えると、発生してからかなりの時間が経過した進行がんや、末期がんなどには、NK細胞は目もくれない。あくまで、NK細胞が攻撃を仕掛ける対象は、細胞の表面に内因性ペプチドやMHCクラスI分子を未だ発現しない未成熟ながん細胞に限られるからだ（参考までに補足すると、がん細胞の表面に内因性ペプチドと、その土台になるタンパク質の構造体が現れてくるのは、細胞の誕生から2週間ほどあとになる）。

そのため、『がん細胞除去治療』は、次のような一連の仕組みが大きなウェートを占めることになる。

❷初期のがん細胞のかけらを飲み込んで〝学習〟する免疫細胞

次なる手段は、破壊されて、周囲の体液中にまき散らされたがん細胞に由来するタンパク質のかけら（ペプチド）をいかに活用するかである。

そこで登場するのが、「樹状細胞」という名の免疫細胞だ。樹状細胞は、体液中に散乱したペプチドの断片を捉えて細胞内部に飲み込んでしまう。そして、自らが飲み込んだペプチドの断片から、捕らえたがん細胞の情報を丹念に学びとるのである（このときに樹状細胞が飲み込むがん細胞のかけらは、体液中を漂っていたものであり、樹状細胞が独自に合成したものではない。だから、このがん細胞のかけらであるペプチド断片は、細胞の外部に由来する「外因性ペプチド」と呼ばれる）。

こうした処理により、樹状細胞は取得・学習した外因性ペプチドの情報を次なる免疫細胞に伝達する「抗原提示細胞」としての役目も発揮しはじめる。取得・学習した外因性ペプチドの情報を、次なる免疫細胞に託す必要があるからだ。

このように、初期対応を専門とするＮＫ細胞によるがん細胞破壊と、樹状細胞によって抗原提示されるペプチド断片の情報伝達を担う❶〜❷の反応を「自然免疫」と呼ぶ。

❸もう一つの「外因性ペプチド」と「ＭＨＣクラスⅡ分子」

抗原提示細胞となった樹状細胞に飲み込まれたがん細胞のかけら（外因性ペプチド）のその後について、もう少し解説を進めよう。

樹状細胞によって情報が読みとられた外因性ペプチドは、同じくその細胞内部で作りだされた「ＭＨＣクラスⅡ分子」というタンパク質の土台と結合し、再び細胞の表面に繰りだされる。これが、外因性ペプチドを先端に掲げた「ＭＨＣクラスⅡ抗原複合体」の正体だ（先ほども説明したが、このペプチドが外因性と呼ばれる理由は外部血液・体液中から採取したものであって、樹状細胞＝抗原提示細胞自身が合成したペプチドではないという理由からである）。

そして、このＭＨＣクラスⅡ抗原複合体が、強力にがん細胞を破壊する次なる免疫細胞の生成に大きな役割を発揮することになる。

❹がん細胞を破壊する最も強力な「活性化キラーT細胞」の誕生

表面に〝学習済み〟の外因性ペプチドを掲示した抗原提示細胞（樹状細胞）は、体内に散在するリンパ節に向かい、そこで待機している別の未熟な免疫細胞「ナイーブT細胞」と接合する。接合は、ナイーブT細胞の表面に作られた受容体（レセプター）という仕組みを通じて行われ、ここで抗原提示細胞からナイーブT細胞へとがん細胞の情報が受け渡される。

すると、ナイーブT細胞は受けとったそのがん情報をトリガー（引き金）として、「ヘルパーT細胞」と「キラーT細胞」という二系統の免疫細胞へと発達を遂げる。

このとき、ヘルパーT細胞として発達を遂げた免疫細胞は、「Th1サイトカイン」と呼ばれる免疫活性物質をさかんに周囲へ放出しはじめる。その作用によって、今度はキラーT細胞が「活性化キラーT細胞」へと最終進化を遂げるのだ。

❺がん細胞は「MHCクラスI抗原複合体」を掲げている

それでは、がん細胞の内部はどうなっているのだろう。

遺伝子DNAの変異によってがん細胞に変化した細胞は、その変異した遺伝子の情報をもとに「がん固有のアミノ酸配列」を持ったタンパク質の断片、すなわちペプチドを合成しはじめる。こうして合成された「内因性ペプチド」は、同じくがん細胞の内部で作られて、内因性ペプチドの土台になる構造体「MHCクラスI分子」の先端に乗せられ、がん細胞の表面に繰りだされてくる。これが内因性ペプチドが合体した「MHCクラスI抗原複合体」の正体だ。

がんペプチドの種類は誤って覚えやすいので、ここでもう少し整理しておこう。

MHCクラスI抗原複合体とは、遺伝子変異を生じたがん細胞によって合成された内因性ペプチド（がんペプチド）と、その土台となる構造体・MHCクラスI分子とが合体したもの。

他方の「MHCクラスII抗原複合体」とは、樹状細胞（抗原提示細胞）が捕らえた体液中を漂っていたがんの断片に由来する「外因性ペプチド」と、細胞の内部で合成されて土台になる構造体「MHCクラスII分子」とが合体したものだ。

前者のMHCクラスI抗原複合体は、キラーT細胞ががん細胞を察知するための目印。後者のＭＨＣクラスⅡ抗原複合体は、キラーＴ細胞の活性化に不可欠なナイーブＴ細胞の活性化シグナルの役目を果たすのだ。

重要なのは、ＭＨＣクラスⅠ、Ⅱ抗原複合体の双方がきちんと揃うこと。それが『がん細胞除去治療』の絶対条件でもある。

こうして、免疫機構ががん細胞を認識するための最終章、つまり「がん細胞への源流対策」が完成する。

❻「活性化キラーT細胞」の活躍が始まる

「ＭＨＣクラスⅠ抗原複合体」と、「ＭＨＣクラスⅡ抗原複合体」の両者が揃うと、次はいよいよ最終目的である、『がん細胞除去治療』の発動だ。

常に体液中を巡回している「キラーＴ細胞」が、がん細胞表面のＭＨＣクラスⅠ抗原複合体に近接すると、キラーＴ細胞の表面に備わった装置「Ｔ細胞受容体（ＴＣＲ）」と結合し、即座にその細胞を「異常な細胞」、つまりがん細胞であると判断する。

このときに結合したのが、がんペプチドをすでに学習済みの「活性化キラーＴ細胞」であれば、間髪入れずに「パーフォリン」「グランザイム」といった〝殺がん物質〟を放出

がんペプチドの成り立ち

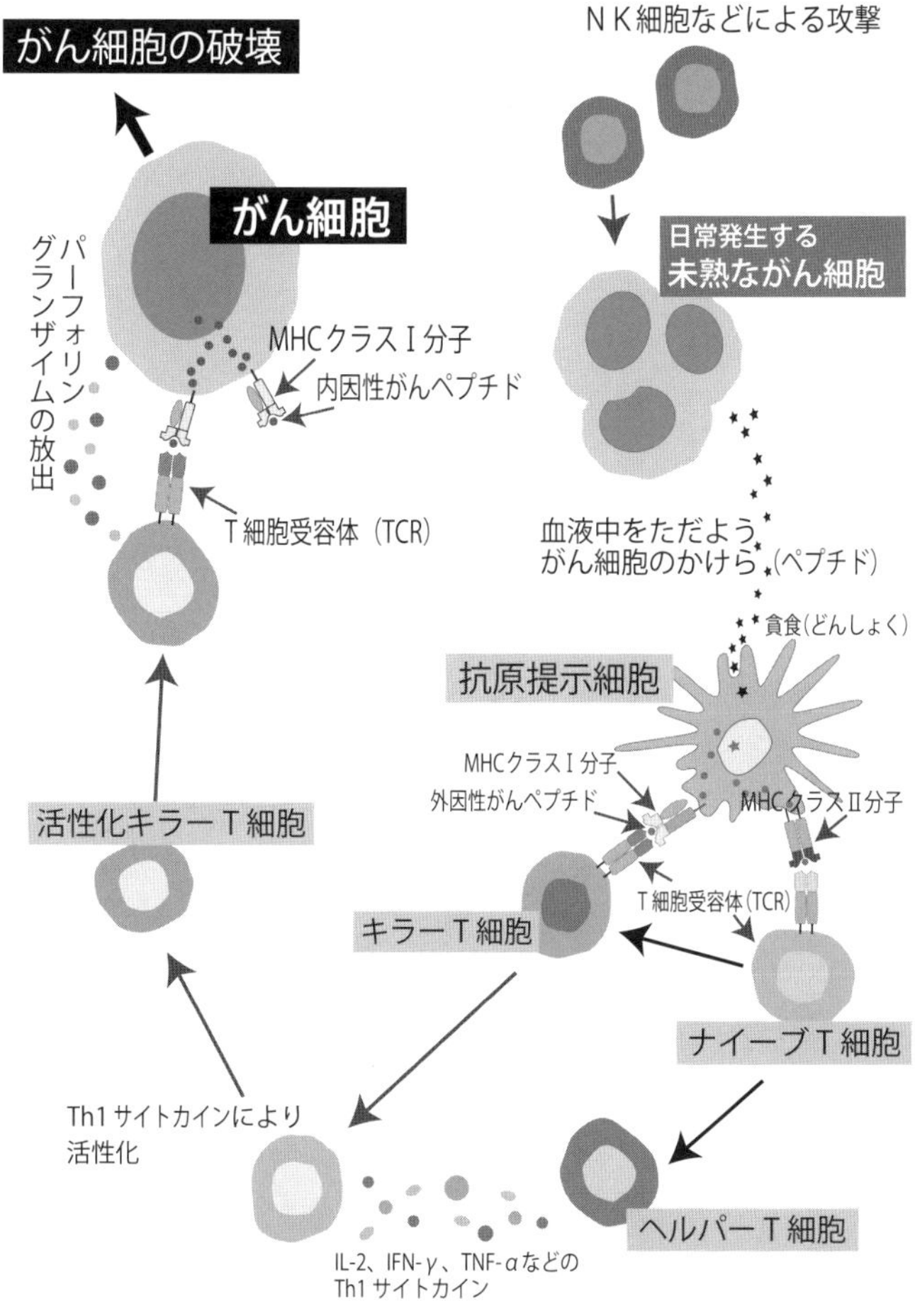
がん細胞の破壊
がん細胞
パーフォリン
グランザイムの放出
MHCクラスⅠ分子
内因性がんペプチド
T細胞受容体（TCR）
活性化キラーT細胞
NK細胞などによる攻撃
日常発生する
未熟ながん細胞
血液中をただよう
がん細胞のかけら（ペプチド）
貪食（どんしょく）
抗原提示細胞
MHCクラスⅠ分子
外因性がんペプチド
MHCクラスⅡ分子
T細胞受容体（TCR）
キラーT細胞
ナイーブT細胞
ヘルパーT細胞
Th1サイトカインにより
活性化
IL-2、IFN-γ、TNF-αなどの
Th1サイトカイン

し、がん細胞を破壊する。あるいは、未活性のキラーT細胞が近接した場合には、改めて別の「活性化ヘルパーT細胞」がキラーT細胞と結合、それによりキラーT細胞は活性化キラーT細胞へと変身し、がん細胞を破壊するのだ。

こうしてMHCクラスⅡ抗原複合体の登場と、活性化キラーT細胞によるがん細胞の殺傷除去までの一連の免疫反応❸～❻を、「獲得免疫」という。

がんを見つけて破壊に導くペプチド「MHC（HLA）」

「MHC」とは、「主要組織適合性複合体（Major Histocompatibility Complex）」の略称で、体内に出現した物体が正常な自己のものなのか、あるいは異常なものなのかを直ちに見分ける目印の働きをする。

それが発見されたのは、臓器移植における拒絶反応がきっかけだ。ヒトでは先に白血球の研究によってMHCが見いだされていたため、「ヒト白血球抗原（HLA：Human Leukocyte Antigen）」とも表記されるが、本書が表記するMHCと同義である。

MHC（主要組織適合性複合体）

生命体の内部に発生した物質に対し、自己のものと、非自己（異物）とを判別する役割を担う。臓器移植の際の拒絶反応により発見され、クラスⅠ～Ⅲに分けられるが、クラスⅢは自己・非自己に関与しない。

MHCクラスⅠ分子

分子模型図

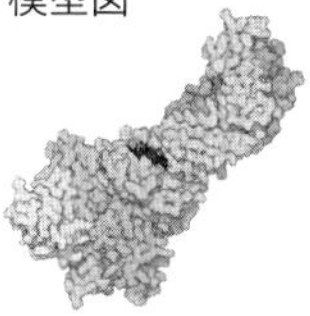

簡易模式図

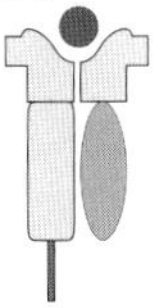

MHCクラスⅠ分子は、それぞれの細胞内部でアミノ酸合成された内因性の自己のペプチドと結合してMHCクラスⅠ抗原複合体を形成する。

構造はH鎖とβ2ミクログロブリンというポリペプチド鎖が結合した糖タンパクの複合体からなり、赤血球や血小板、精子などを除く、ほとんどすべての細胞膜上に存在する。

がん細胞の表面にも出現し、がん細胞除去の目印として直接関与する。

MHCクラスⅡ分子

分子模型図

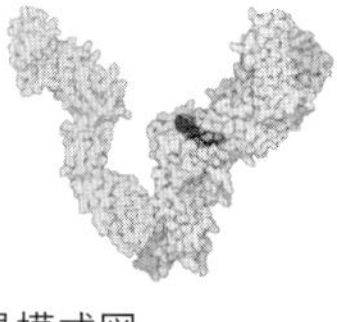

簡易模式図

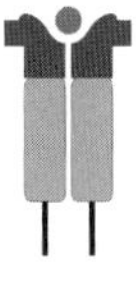

MHCクラスⅡ分子は細胞の外に現れた外因性異物の非自己のペプチドと結合し、MHCクラスⅡ抗原複合体を形成する。

構造はα鎖とβ鎖と呼ばれる2本のポリペプチドからなる糖タンパクの複合体で、B細胞や一部のT細胞と上皮細胞、マクロファージ、樹状細胞（DC）などの細胞膜上に存在する。

がんの断片を捕らえ、樹状細胞の内部で処理し、T細胞に情報を伝達する。

ＭＨＣクラスⅠ分子、ＭＨＣクラスⅡ分子は、ともに細胞膜を内部から外部へと貫通するタンパク構造を持ち、ヒトにおいてそれを作る遺伝子群は、それぞれの細胞の第６番染色体・短腕と呼ばれる部位に分散して格納されている。

前述のとおり、一般的にはＨＬＡクラスⅠ分子（あるいはクラスⅡ分子）と、ＭＨＣクラスⅠ分子（あるいはクラスⅡ分子）は同義と考えて差し支えなく、本書ではＭＨＣクラスⅠ分子、ＭＨＣクラスⅡ分子の表記に統一した。

繰り返しになるが、ＭＨＣクラスⅠ分子は、細胞内部で合成された内因性がんペプチドと結合して、ＭＨＣクラスⅠ抗原複合体を形成する。その構造はＨ鎖とβ2ミクログロブリンというポリペプチド鎖が結合した糖タンパクの複合体からなる。赤血球や血小板、精子などを除き、ほとんどすべての細胞膜上に存在している。

ＭＨＣクラスⅡ分子は、体液中に漂っていた外因性のかけらを抗原提示細胞（樹状細胞）が飲み込んで結合し、改めてＭＨＣクラスⅡ抗原複合体として形成したものだ。構造はα鎖とβ鎖という2本のポリペプチド鎖からなる糖タンパクの複合体。主にＢ細胞やマクロファージ、樹状細胞などの細胞膜上に掲げられている。

自身のがん特有の目印を叩く『ネオアンチゲン治療』

免疫によってがん細胞を捕捉し、破壊するには、その手がかりとなるがんの目印、すなわちがん細胞に由来した微小なタンパク質のかけらを見つけださねばならない。

そうしたかけらを「がんペプチド（がん抗原）」といい、これまでにも数多くのペプチドが見いだされてきた。一例をあげると、がんの血液検査でポピュラーな「がん関連抗原（腫瘍マーカー）」も、がんに関連して産生《さんせい》（人体に関係するものを生みだす際に使用することば）されるがんペプチドの一種である。

そして、近年注目を集めたのが、がん特異的変異抗原「ネオアンチゲン（Neo-Antigen）」だ。抗原を意味する「アンチゲン」に〝新しい〟を意味する「ネオ」の語を付加したネオアンチゲンは、がん細胞に生じる「変異遺伝子が合成したアミノ酸」によって生成されたがんペプチドだ。まさに「がんそのもの」のペプチドであり、従来のがん関連抗原と比較して「がんらしさ」もより強く、免疫機構による捕捉率が高いという特徴を持つ。

従来のがん関連抗原は、必ずしもがんだけに発現するものではなく、「がんらしさ」を示

内因性がんペプチド誘導（ネオアンチゲン）

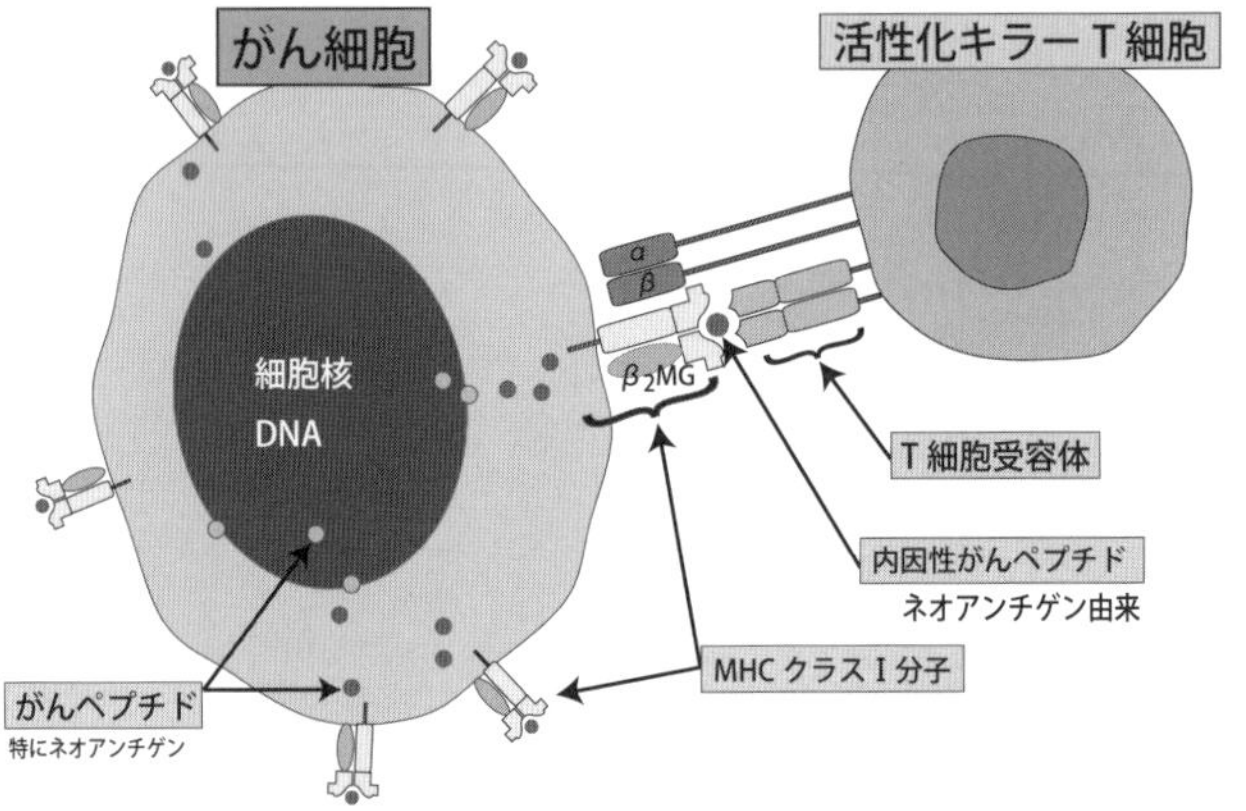

がん細胞の表面に現れるMHCクラスⅠ分子の構造は、細胞膜を貫通して表面に現れる糖タンパクの構造体である。

このMHCクラスⅠ分子は、がん細胞内部の遺伝子DNAで生合成された内因性がんペプチドを結合し、内部処理を経たのちに細胞の表面に押しだされる性質を持つ。

（図は、がん細胞の表面に現れたMHCクラスⅠ抗原複合体）

こうしたがん細胞除去における第一ステップは、ネオアンチゲンを主とした内因性がんペプチドにMHCクラスⅠ分子を結合したMHCクラスⅠ抗原複合体をがん細胞表面に発現させる治療によって始まる。

その後に、がん細胞の表面に押しだされた内因性がんペプチドをキラーT細胞（CTL）が正確に捕捉して破壊、アポトーシスを経た除去に進む。

す度合いも低い。そのため、免疫機構から攻撃されにくいという難点があった。それを改善したのが新たながんペプチドであるネオアンチゲンであり、これを生成する特異的な遺伝子変異が多いほど、免疫治療の効果を発揮しやすいことが判明している。

第2章

免疫を強化するための『若化《じゃっか》』

がん細胞の発生原因、老化とテロメアの短縮

がん細胞は、どのように発生するのか。

1つの細胞が分裂すると、2つになる。2つの細胞が4つになり、4つの細胞が8つになる。つまり、3回の細胞分裂で8つの細胞に、10回の細胞分裂なら1024個の細胞ができる計算だ。もちろん、それまでの細胞分裂で遺伝子DNAに情報エラーが生じると、除去される細胞も出てきてしまうため、計数された細胞すべてが残存しているわけではない。それをわかったうえで単純計算を続けると、20回の分裂で104万8576個、30回の分裂では10億7374万1824個の細胞が生まれる。

ただし、細胞は永遠に分裂できるわけではない。ヒト細胞の分裂限界は50回前後とされ、それを解明した研究者の名にちなんで「ヘイフリックの限界」と呼ぶ。もっとも、ヒトの細胞分裂は20回を過ぎるころにはだんだんと不安定になりはじめ、25回から30回程度の分裂回数でも、なんらかの機能劣化・老化によって分裂を停止する場合がある。しかし、そうした老化細胞でさえ、ヘイフリック限界までの分裂能力は保持しているため、なんらか

の原因で体から除去されない限り、長らく居座りつづけてしまうのだ。

こうして分裂回数を重ねる細胞のなかに、時としてその分裂を停止しない細胞が現れる場合がある。途中で機能を停止して居座るどころか、分裂を重ねるにつれて細胞分裂もより活発化しはじめる。これが、がん細胞の予備軍である。

そもそも、50回前後とされる細胞分裂の回数上限はなぜ存在するのだろう。

それは、それぞれの染色体末端のテロメア領域にある特殊な塩基配列（A：アデニン、G：グアニン、C：シトシン、T：チミン）に答えがある。このテロメア部分の特徴的な塩基配列（TTAGGGの繰り返し）は、細胞分裂のたびに短くなり、一定の短さに達すると、細胞はそれ以上分裂しなくなる。

テロメアとは、靴ひもの先端がプラスチックで固められた「アグレット」のような部分だと思えばよい。染色体がほつれないように、あるいは染色体同士がその末端でくっついてしまわないようにしている。このテロメアの長さが当初の3分の1程度に短縮すると、細胞分裂も終わりを迎える。つまり、がん予備軍ではない老化細胞では、それまでの細胞分裂で有効なテロメアをほぼ使い果たしてしまうので、本来ならもうその時点で分裂・増殖は終了する。

ところが、細胞のなかには分裂を繰り返すうちになんらかの遺伝子変異を生じて、短縮したテロメア部分の長さを回復させる酵素「テロメラーゼ」を作る能力を獲得してしまうものが現れる。これが、正真正銘のがん細胞だ。

こうした細胞はもう、老化細胞がめちゃくちゃに暴れている状態。そういう〝暴走細胞〟を誕生させないための仕組みがテロメアなのに、その長さを再び回復させてしまう酵素・テロメラーゼが作られてしまうのだから、どうしようもない。

がん細胞は老化によって「アイデンティティ」を失った

人々が忌み嫌うがん細胞、あるいはがんという病気は、もとはといえば自分自身の細胞をコントロールできなくなって生じる病態だ。近年のがん発生状況を調べると、いまや男性の2人に1人、女性でも3人に1人の割合で発生する極めて普遍的な疾患になりつつある。

ただし、意外に知られていないのが、「がんの定義」ではないだろうか。

一般に、皮膚や粘膜などの「上皮系」に由来する細胞が悪性腫瘍化したものを「がん」、さらにその上皮より下層に位置する「間葉系」の細胞に由来する場合を「肉腫」という。

こうした上皮と間葉という細胞の性質の違いが、がん細胞の浸潤や転移にも深く関与していることが知られるようになってきた。「上皮に近い形態」を持ったがん細胞は、ときに「間葉に近い形態」に変化することで、その性質をガラリと変える能力を持っていたのだ。

たとえば、大腸がんは腸粘膜にある「腺上皮」という上皮組織に由来する。もともと、腸の腺上皮は栄養物の消化吸収を行う組織で、管状の構造を形成している。ところが、大腸がんが浸潤・転移する場合には、あたかも間葉系の細胞（たとえば線維芽細胞）のように細長く変化して周囲の組織に潜り込み、血管やリンパ管を通じて流れだす。

このように上皮から間葉の性質に変化することを「上皮間葉転換」と呼ぶ。そして、目的地に到達し、改めてがん細胞となって腫瘍を形成する場合には、再び上皮の性質を持った細胞に戻る。これを逆に「間葉上皮転換」という。このような仕組みによって、がん細胞は転移先にも新たながん腫瘍（がん細胞の塊）を作ることができるのだ（上皮間葉転換や間葉上皮転換を生じる際は、がん細胞の遺伝情報にも新たなエラーが追加されていることが示されており、その発端のほとんどは老化性の変異だ）。

さて、がん種の変化を見ると、近年は日本人も欧米型の発症パターンに近づいてきた。従来多かった胃がんや子宮がんが減少し、肺がん、大腸がん、乳がん、前立腺がんなどが増加してきたからだ。私たち日本人を取り巻く環境の変化が、発生するがん種にも反映しはじめているのだろう。

こうした事例も一つの参考となって、「遺伝因子と環境因子」の相互作用、簡単にいえば「素性」と「育ち」の概念が、がん研究において不可欠であるとの認識が定着してきた。ヒトの運命は遺伝子DNAの配列に左右されるだけではなく、生活環境なども遺伝子の発現に大きな影響を与え、その後のヒトの運命を大きく左右しうるという考え方だ。

こうしたDNAの配列によらない運命表現を「エピジェネティクス」という。

端的にいえば、がん細胞を退治する際、場合によってはがん細胞自体の老化を改善するような方策も必要だ。つまり、がん細胞の「老化」をその反対方向、すなわち「若化」させる工夫が、がん免疫治療にとって不可欠な要素になりはじめたのだ。

ていく。

異常細胞の情報を提供する二つのペプチド「MHC分子」

体の細胞は常に劣化しつづける。そして、異変が生じた細胞の排除は休みなく続けられていく。

ヒトの体は、どのようにして排除すべき細胞を見つけだしているのだろう。その見極めのヒントが個々の細胞の「素性」と「育ち」にあった。洒落たいい方をするなら細胞の〝アイデンティティ〟を失いつつあるかどうかの問題であり、ヒトにはあらかじめそれを察知する仕組みが備わっているからだ。

その仕組みのもととなる構造体が、前述の「主要組織適合性複合体（MHC）」だ。この精密な監視システムがほぼすべてのヒト細胞に備わっているため、個々の細胞の内部事情を外からも容易に察知できるのだ。

MHCとは、細胞のなかでアミノ酸から合成される微小なタンパク質の構造体だ。加齢にともない成長ホルモンの分泌が衰えはじめると、タンパク質の合成自体も減少し、MHC分子の生成も減少しはじめる。すると、細胞の内部事情、つまりは、細胞のアイデンティティが把握困難になってしまうのだ。細胞の異常が早期に察知できないと、古く劣化した細胞も排除困難となってヒトは老化しはじめる。

長らく体のなかにのさばってしまうので、外観も老け込んでしまうというわけだ。

◇細胞内部のがん化を知らせる「ＭＨＣクラスⅠ分子」

前述のように、ＭＨＣ分子は、大まかに2種類に分類される。

一つは、あらゆる細胞に備わったＭＨＣクラスⅠ分子だ。あたかも外に向けて細胞内部の異常を透かし見せるように、その情報を表面に掲げる役目をなす。

たとえば、観察しているのが正常細胞であるなら、ＭＨＣクラスⅠ分子の先端には正常なタンパク質の断片（ペプチド）が乗せられている。あるいは、観察しているのががん細胞であるなら、そのＭＨＣクラスⅠ分子の先端はがんによって変異したがんペプチドが乗せられて細胞表面に掲げられるのだ。そして、その周囲を巡回していた免疫細胞が、ＭＨＣクラスⅠ分子の先端に乗せられたペプチドと接合すると、瞬時にその細胞アイデンティティが判断されることになる。すべての細胞において、そのアイデンティティを反映したペプチドがＭＨＣクラスⅠ分子と複合体を形成していて、細胞の表面に掲げられるのだ。

このように、がんペプチドとその土台となるMHCクラスI分子が合体した構造を、「MHCクラスI抗原複合体」という。当然、このMHCクラスI分子の先端部にがん化によって生じた異常ペプチドが載せられていたなら、それを察知した免疫細胞が即座に抗がん活動を開始することになる。

このようにMHCクラスI抗原複合体が、あらゆる細胞の内部事情を表面に掲げる機能を保持することによって、周囲を巡回する免疫細胞による状況把握を容易にしているのだ。

◇破壊すべき細胞の情報を提供、「MCHクラスⅡ分子」

もう一つがMHCクラスⅡ分子という構造体だ。MHCクラスⅡ分子は特殊な免疫細胞にのみ備わっていて、体液中で捕らえた外部由来のペプチドと合体するかたちで細胞表面に掲げられる。

こうした、MHCクラスⅡ分子を備えているのが、常に体液中を巡回している特殊な免疫細胞「樹状細胞」や「単球」だ。これらの細胞は、ひとたび体液中で異常な物質に遭遇すると、即座にそれを自らの細胞内部に取り込んでしまう習性を持つ。その後、取り込んだ物質は細胞内部の処理によって外因性ペプチドに変換され、MHCクラスⅡ分子の先端に乗せられた形で細胞表面に掲げられる。

そして、樹状細胞や単球の表面に掲げられたＭＨＣクラスⅡ分子と外因性ペプチドの複合体は、受容体という構造を介して近接した別の免疫細胞とのあいだで情報を受け渡す。つまり、樹状細胞や単球は、近接してきた細胞の受容体という構造物に接合することで、それらの細胞にペプチドの特徴を伝達し、学習させる役目を持つと考えられている。こうした経過を辿って抗原提示細胞の表面に掲げられた構造物が、「ＭＨＣクラスⅡ抗原複合体」なのだ。つまり、体液中に存在していた異常物質の情報が、樹状細胞や単球のＭＨＣクラスⅡ分子を介してほかの免疫細胞にも次々と伝達されていくのだ。

しかし、ものごとはスムーズに進まない。

ＭＨＣクラスⅠ分子と同様に、ＭＨＣクラスⅡ分子も遺伝子の設計図にしたがって、アミノ酸から合成されて作りだされる。そのため、加齢によって成長ホルモン分泌が減少してしまうとこうした構造物も作られなくなり、ほかの免疫細胞に伝達をしなければならない異常情報も伝わらなくなってしまうのだ。体液中に流出した異常物質の情報が伝わらず、結果としてその物質のルーツとなったがん細胞を取り逃がしてしまうのである。つまり、体内に現れた異常細胞の素性を分析し、破壊するには、成長ホルモン分泌によって合成が促進された充分量のMHCクラスⅠ、Ⅱ構造体が常に存在していなければならない。

最後はミトコンドリアが異常細胞を破壊する

MHCクラスⅠ、Ⅱ分子を手がかりにして異常細胞を除去するのが、リンパ球の一種「活性化キラーT細胞」と「活性化ヘルパーT細胞」という強力な免疫細胞だ。これらの免疫細胞の役割は、「異常」と判断した細胞にパーフォリンやグランザイムといった殺細胞因子を放出し、破壊することにある。こうした一連のメカニズムを「獲得免疫」と呼ぶ。

ところが、『がん免疫治療』を理解するには、異常細胞を除去するもう一つの手段があることも知っておかなければならない。それが細胞の内部に備わった小さなパーツ、ミトコンドリアと、ミトコンドリアの司令塔となって不要な細胞を消滅させる「アポトーシス」という仕組みだ。ただ、がん細胞に備わっているミトコンドリアだけに、その機能も正常とは異なる状況に変化してしまっている点にも注意が必要だ。

がん細胞とは、ある意味で究極に老化が進んでしまった細胞だ。どんなに若い細胞であってもいつしか老化は始まり、いずれはその状況にも限界が訪れて細胞の分裂（増殖）はストップする（ヘイフリックの限界）。

しかし、がん細胞の特徴はそうした細胞の分裂限界を超えても活動を停止せず、制御不能になって暴走しつづける点にある。テロメアによって制限されたヘイフリックの限界などはものともせず、ジャンジャカと無秩序な細胞分裂を繰り返すのだ。

◇がんを退治するには、細胞の消滅（アポトーシス）を図れ

アポトーシスと抗がん剤の関係について、宇野医師の経験談を聞いておこう。

「10年ほど前の前任先病院での出来事です。肝臓がんの患者さんにカテーテルで直接抗がん剤を注入する治療に立ち会いました。それ自体は保険適応にもなっている治療なので、担当医も特に注意を払うことなく、治療が終わると患者さんを病棟に戻したのでしょう。ところが数時間を経過したその夜、突然患者さんが高熱と腹部の痛みを訴えはじめ、一時はパニック状態になったのです。

翌日、担当医の立ち会いで腹部のCT検査をしてみると、抗がん剤が注入された部分が大きく腫れて内部は溶解、つまり、前日に使用した抗がん剤でがん細胞が急激に壊死して

しまっていたのです。

こうしたケースとは反対に、がん細胞が抗がん剤によってスムーズに消滅することもあります。そうした場合、局所にほとんど炎症を生じることなく、順調な経過でがん腫瘍の縮小、消滅に至ります。おそらく、ミトコンドリアによるアポトーシスの発令が効果的に働いたのでしょう」

なぜ、後者のように抗がん剤を使ってもアポトーシスが起きることがあるのか。多くの研究者らがいろいろな推測を展開中だが、抗がん剤投与ががん細胞の表面に新たな変化を生むきっかけとなり、がんの目印になるMHCクラスIの発現が回復するのではないかという仮説は、かなり実態に即したものと思われる。抗がん剤の投与が、がん細胞になんらかの変化を生じさせるきっかけになったわけだ。続いて活性化したキラーT細胞がミトコンドリアと協調し、MHCクラスIの認識とアポトーシスシグナルを発生させることになった。その結果、がん細胞が自爆したのだろうという考え方だ。

こうした働きにも充分な成長ホルモン分泌が要求される。なぜなら成長ホルモン分泌が減少すると当然、タンパク質によって作られるミトコンドリアの生成や、その機能自体も不完全になってしまうからだ。成長ホルモンの分泌低下がミトコンドリアの劣化につなが

アポトーシス誘導

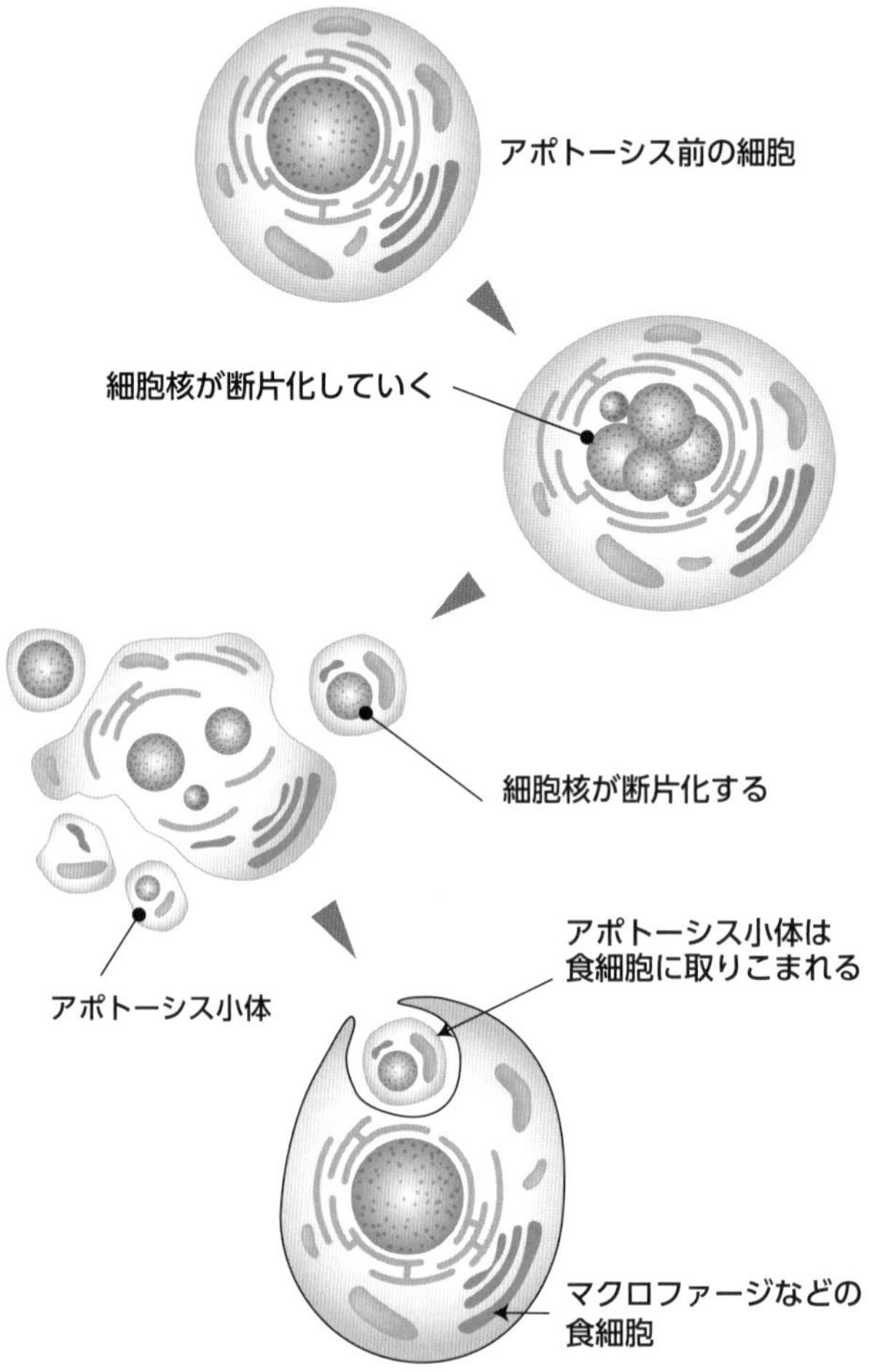
アポトーシス前の細胞
細胞核が断片化していく
細胞核が断片化する
アポトーシス小体
アポトーシス小体は
食細胞に取りこまれる
マクロファージなどの
食細胞

り、結果として老化細胞の除去を妨《さまた》げかねない。

猛烈に老化して暴走するがん細胞

猛烈に老化したがん細胞について、考えてみよう。

腫瘍免疫学、分子細胞生物学の研究発展にともない、がんという病態はいまや「老化性疾患の一つである」という考え方が一般的となっている。

根拠となるのが、炎症性老化（インフラメイジング：Inflammaging）という考え方だ。一部の外的な要因により発生したがん（たとえば遺伝性のがんや、有害物質や外部からの放射線の曝露により発生したがん）は除外されるが、そもそも一般的ながんという病態のほとんどは、老化が原因となって発生する疾患群なのだ。

「え？　がん細胞は無限の増殖を繰り返す非常に活発な細胞じゃないか。それが老化した細胞だなんて、あり得ない」。そう考える人がいても当然だ。しかし、がんにともなって生じる個々の病態をつぶさに見ていくと、老化が契機となって発生した痕跡で埋め尽くされているのだ。

老化にともなって生じる疾患はがんだけではない。たとえば脳血管疾患や心臓病、成人型糖尿病のほとんどは、老化が原因となって生じる疾患だ。アルツハイマー病やパーキンソン病、各種の膠原病《こうげんびょう》なども老化が大きく関与している。もっと簡単な例をあげるとしたら、成人の肥満も大きな老化性変化の現れだ。極論すれば、成人を過ぎての肥満体型は、それ自体が、周囲に向けて自身の老化を猛烈にアピールしているようなものなのだ。

『がん免疫治療』の話題からは少しそれてしまうので、ここではその原因（理由）の一部をあげるに留めよう。深く知りたい方は、宇野克明医師著『若化！ 医師が見つけた若返る3つの魔法』も、ぜひ参照されたい。

【日常に存在するヒトの老化原因】
A：摂取カロリーの過多
B：インシュリンに対する反応が低下（インシュリン抵抗性）
C：体脂肪の沈着（特に、腹部内臓脂肪）
D：炎症性老化物質の増加（インターロイキン6などのサイトカイン増加）

【ヒトの組織個別的な老化原因】
E：ゲノム機能の発現が低下（タンパク同化作用の低下）
F：エピゲノム機能の修復が低下（遺伝情報エラーの頻発）
G：ミトコンドリアゲノムの劣化（ミトコンドリア・ターンオーバーの減少）

もちろん、これ以外にも細かい原因は多々あるのだが、本書ではあえて簡略化した。ただし、後半のE、F、Gの3点については、がん免疫と不可分の関係にある。そのため、本章では、特に重要なポイントEについて、説明を補足しよう。

成長ホルモンが低下すると、免疫細胞（リンパ球）も老化する

成長ホルモンが低下すると、がんを破壊する免疫細胞自体も弱ってしまう（役に立たなくなってしまう）。唐突にそう述べると、初めは少し混乱してしまうかもしれない。

遺伝子の設計図に則ってタンパク質を合成する際に大きく関わるのが成長ホルモンだ。

成長ホルモンといえば、真っ先に思い浮かぶのが、体を大きく成長させる働きだろう。筋肉を頑丈にし、骨を大きくするということは、体を作っている一つひとつの細胞も成長させているということだ。細胞を成長させるということは、その細胞を作っている構造物（すなわち、タンパク質）も日々成長を続けていることになる。こうした細胞のタンパク質が成長すること、すなわち常にタンパク質を作りだす活動を「タンパク同化作用」と呼ぶ。

体のタンパク質はどのようにして作りだされているのだろう。

タンパク質を作りだすには、あらかじめ作るべきタンパク質の設計図が必要だ。そうした設計図が遺伝子ＤＮＡのなかにちりばめられている。つまり、遺伝子ＤＮＡはヒトのあらゆるタンパク質の生成に関与する。それ以上でもなければ、以下でもない。遺伝子とは、タンパク質（小さなタンパク質でもあるペプチドも含む）しか作り出さない、ただそれだけの設計図なのだ。

その設計図に沿ったタンパク質を作りだす際に、それを促進し、順調な成長を遂げさせるのが成長ホルモンだ（そうした性質の物質を「転写因子」という）。

だから、

・年をとると、どの人も成長ホルモンが低下してしまう。

・がん患者さんのほとんどが、成長ホルモンも極度に低下している。
・成長ホルモンが低下すると、がんと闘う免疫細胞の活動もままならなくなる。
・がん患者さんのほとんどに、免疫細胞の機能に大幅な低下を認める。

ということになる。それに加えて、

・がん細胞の内部でも、必要なタンパク質が作りだせなくなる。

成長ホルモンが不足して免疫細胞が弱ってしまったなら……。あるいは、がん細胞の目印として活躍しなければならない重要なペプチド（タンパク質）、MHCペプチド分子が作りだせなくなったなら……。結果は火を見るよりも明らかだ。そのときは、ヒトという個体が「がん細胞に負けてしまう」のだ。

それを阻止するためにも、ヒト（細胞）を若返らせることの意義が存在する。がん細胞の若返り、「若化治療」の重要性だ（もちろん、治療であるからして、がん患者さんごとの適応・不適応も存在する）。

「GHRP―2」ペプチドで、成長ホルモンを蘇《よみがえ》らせよ

生理的な成長ホルモンは脳下垂体から分泌されるが、そうした分泌指令を出すのが下垂体のすぐ上にある視床下部だ。ここではホルモン濃度のセンサーの判断によって、成長ホルモンの放出を促す「成長ホルモン放出ホルモン（GHRH：Growth hormone releasing hormone）」が分泌される。

本来ならば、細胞の老化を改善するにあたり、まずこの成長ホルモン放出ホルモン（GHRH）の作用によって、成長ホルモンの分泌がよりいっそう改善していなければならない。しかし、老化してしまうと、成長ホルモン放出ホルモンの分泌自体が衰えてしまっているのが通常だ。

そこで登場するのが、「成長ホルモン放出ペプチド（GHRP）」だ。〝ホルモン〟ではなく、アミノ酸ペプチドという微小なタンパク質が主成分であるため、英文字略称の最後はホルモンを表す〝H〟ではなく、ペプチドの〝P〟に置き換わっている。そして、なかでもGHRP―2というタイプは、成長ホルモンの分泌を最も強く促すことが判明している。

このGHRP―2を見いだしたのは、国立循環器病センターの研究者、児島・寒川両氏だ。ちなみに、この成分の注射剤は2005年に保険薬価収載をはたし、（主に）成長ホルモン分泌不全症という疾患を持った子どもたちの診療に用いられている。

宇野医師はいう。

「GHRP―2は注射剤として発売からすでに15年以上が経過し、その間、4歳以上の小児を対象に使用されてきました。インタビューフォームという医薬品の薬学的特徴、安定性、使用上の注意、毒性などといった情報を詳しく収載した書類にも、注意すべき副作用報告は一切なく、充分な安全性評価も完了している医薬品です。

そこで、私は旧知の研究者、米国フロリダ大学のリチャード・フランシス・ウォーカー教授にお願いし、内服錠タイプのGHRP―2を開発してもらうことにしたのです」

日本では、先に注射剤が医薬品認可を取得していたため、GHRP―2アミノ酸複合剤も「医薬品」カテゴリーに分けられてしまう。しかし、内服錠が日本では製造されていなかった関係で、アメリカからの輸入に頼らざるを得なかったという。

宇野医師が続ける。

「米国では医薬品ではなく、『メディカルフード』という食品に区分されます。ただ、特定の疾患に必要な成分を補うことで症状の改善を目指す場合に限り、米国食品医薬品局（FDA）の厳密な規制下によって販売が認められた成分です。

そのため本国ではオーバーザカウンターといって、普通のドラッグストアなどでも自由に買うことができます」

しかし、欧米人と比較して体型が小柄な日本人にとって、その服用量には注意が必要だ。加えて、日本は製品クオリティ（品質）が最重要視されるお国柄。当然、GHRP—2アミノ酸複合剤も、高度な原料管理、製造指示が求められる。

そこで宇野医師はアメリカの製薬会社と交渉のすえ、若化（ネオエイジング）用途となる日本国内専用品の製造・輸入を実現させた。もちろん、日本で入手するにはネオエイジングに関わる事務局で、事前の「処方医師・医療機関」登録が必要であり、流通過程のトレース管理が徹底されている。

GHRP—2アミノ酸複合剤は「口腔内崩壊錠」となっていて、口のなかで溶かすだけで吸収が可能な薬剤だ。水とともに服用する必要もなく、単に口のなかで舐めて溶けた成分を粘膜から吸収させればよい。この服用方法だと胃腸を通って肝臓の分解処理を受けないため、吸収率は向上する。しかも、合成した成長ホルモンを投与することなく生理的な成

GHRP-2 製剤（医家専用 医薬品）

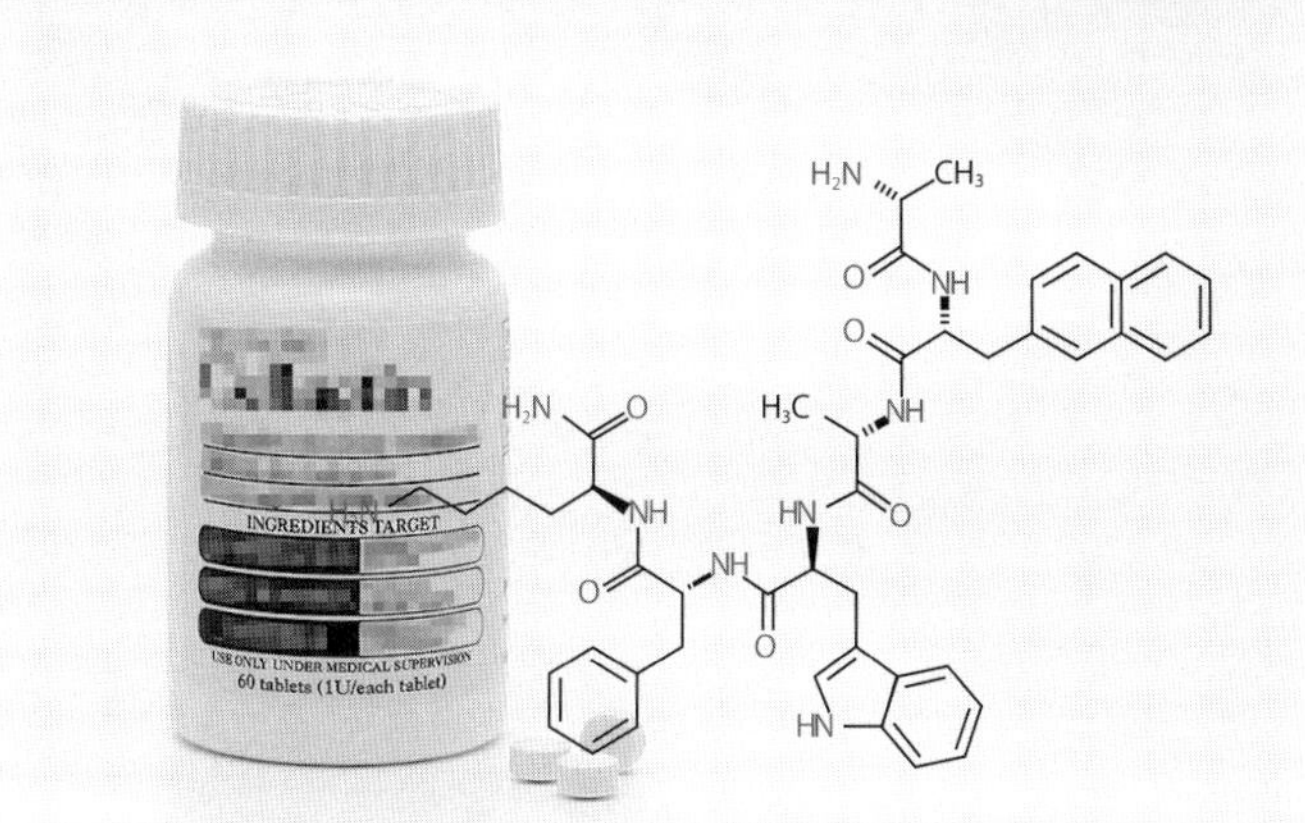

備考）導入医療機関での処方が必要。

長ホルモン分泌の向上が得られるので、自身の成長ホルモン分泌能力が上がったに等しい。

　つまり、突然に服用をやめても（分泌能力は下がっていないため）、リバウンドなどの副作用も生じないというメリットがある。

　成長ホルモン分泌の改善は、細胞のアイデンティティを表すＭＨＣ分子の発現にも好影響を与える。加えて、細胞内部のタンパク生成が活性化すると、同じくタンパク質で作られたミトコンドリアの発令するアポトーシス機能の増強をもたらし、がん細胞の除去や、病状を暴走させる炎症性サイトカインといった物質の除去にも役立つ。

　このように、がん治療に際するＧＨＲＰ

—2アミノ酸複合剤の服用は、免疫細胞（リンパ球）などの構造にも変化をもたらし、免疫機能の向上も数値で確認できるほどの改善を認める症例も数多いという。

第3章
ヒトの奥深き免疫の世界

「抗がん性サイトカイン」の復活で、がんを改善させよ

かつてクレスチンという免疫治療薬があった（1977年5月に薬価収載）。カワラタケ由来のタンパク多糖体で、当時は保険適応となった胃がん患者さんに数多く投与されていた。

これに目をつけたのがサプリメントメーカーだ。「キノコの成分が、がんに効く」ということを捉えて、マイタケ類をはじめ、シイタケ、スエヒロタケ、アガリクス、メシマコブなど、キノコを使ったサプリメントを続々と世に送りだした。

では、それらの効果はどうだったのだろう。当時を知る宇野医師に話を聞いた。

「私が実際に試してみたのは、ある企業が製造していたシイタケ菌糸体由来のサプリメントでした。当時診ていた外来のがん患者さんに事情を説明し、しばらく飲んでもらったのです。

このキノコ系サプリメントが効いているのかどうかを調べるために、まずはかかりつけ医の実施したＣＴやレントゲンを参考にしました。そのうえで、私は自身の専門であるが

ん免疫に特化した検査体系を組むことにしたのです。

もともと凝り性の私は、やるとなったらとことんまでやらないと気が済みません。そこで、当時の論文も参考にして、特にがんに大きく関わる40種ほどの免疫検査指標を、サプリメントの摂取前と摂取後に実施し、その数値を比較しました。

すると、確かにこのサプリメントを摂取した患者さんでは、抗腫瘍性サイトカインという免疫検査数値がグーンと上昇したのです。しかも、そうした反応が出た患者さんは体調も改善し、とても具合がよくなりました。当時は、『なるほど、こういうことがあり得るのか、すごいな』と思ったものです」

◇しかし「抗がん性サイトカイン」の産生は長続きしなかった

宇野医師が続ける。

「その一方で、デメリットも見つかりました。3カ月ぐらい服用を続けていると、サイトカインの数値が急速に下がりはじめ、ついにはもとの数値よりも大幅に減少してしまうのです。つまり、免疫の力がどん底まで落ちてしまったということです。当然、そうした患者さんは皆、浮かない表情になってしまいました。

そこで、この反応を見た私は、免疫が枯れてしまったのではないだろうかと考え、ひとまず〝免疫枯渇現象〟という名前をつけました。

もちろん、がん患者さんだけではなく、コントロールスタディ（症例対照研究）として健康な人の数値も測って比べてみました。そして、やはり健康な人でもキノコ系のサプリメントを長期間にわたって飲みつづけるとサイトカイン値が大幅に低下してしまうことを突きとめたのです。ちなみに、このときは当時勤務していた病院の人間ドック受診者にお願いして血液を入手。人間ドックの採血に便乗できたため、多くの方々に協力してもらえたことを記憶しています。

そして得た結論が、以下3種類の数値を如何に維持するかが重要だということです。

❶インターロイキン12
❷TNF―α（ティーネヌエフ―アルファ：腫瘍壊死因子）
❸インターフェロンγ（ガンマ）」

免疫応答が持続すると、枯れてしまう「抗がん性サイトカイン」

さらに宇野医師が語る。

「免疫の枯渇化は、それ以外のキノコ系サプリメントでも全く同様に発生しました。先ほどのクレスチンも、服用後しばらくするとサイトカインの数値が再び下がりはじめました。し、ピシバニールでさえ（著者注：これはキノコ系ではなく、溶連菌由来の薬剤）も同様です。ピシバニールは微生物製剤なので、免疫枯渇現象はキノコ系のサプリメントにだけ起こる現象ではなかったのです。

実際のところ、キノコ系の線維成分はヒトの体にとっては異物なので、腸管で吸収される前に食細胞の一種であるマクロファージや好中球が処理することになります。つまり、胃や小腸といった消化管で、先に腸管免疫を司るリンパ球に捕らえられるのです。しかし、キノコ系の多糖類成分であるグルカンはとにかく吸収しづらく、消化すら容易ではありません。ですから、リンパ球が飲み込んで溶かそうとしても消化しきれない。その結果、リンパ球は未処理のグルカン成分を自身の細胞内部にどんどん抱え込んでしまうのです。

サイトカインの数値が上がったのは、リンパ球が溜め込んだ異物を一気に処理しようとして、サイトカインを過剰に産生したのが原因でした。取り込んだ多糖類のグルカンを消化しようとして免疫細胞は24時間働きつづけ、サイトカインをここぞとばかりにドバッと分泌する＝数値が上がる。そうした抵抗を繰り返すうちにリンパ球も体力を使い果たして力尽きてしまうのです。

つまり、リンパ球を刺激すると抗がん性サイトカインをどんどん生産するのですが、しばらくすると上手く回らなくなり、リンパ球も消耗しつくしてしまうということです。

こうした免疫枯渇現象が見つかった以上、少なくともがん臨床の場では長期間の服用は即刻中止せざるを得ません。そこで、直接サプリメントメーカーにも伝えましたが、あまり医者の口から余計なことはいってほしくなかったのでしょう。終始、聞く耳は持たれなかったですね。

これが、いままでいう『免疫疲弊』のことです。あのころはそうした事情もわからぬまま、免疫枯渇現象として学会で何度も報告していました。

しかし、当時はそういったサプリメントが大ブームでしたから、私のクリニックに来る患者さんも、ほとんどの人がなんらかのキノコ系サプリメントを飲んでいました。そして、長期にわたって飲んでしまった人は、検査をするとやはり、どなたも抗がん性サイトカインの数値が低下しきっているんですね。

どのくらい飲んでいらしたのかを訊くと、『もう1年飲んでます』とか、『2年くらい続けてます』とか。エネルギーを消費しつくしたリンパ球が、役に立たぬ状態のまま体内に居座っている状況が、その数値から垣間見えました」

リンパ球の寿命はおおよそ2〜3カ月だ。4カ月とされる赤血球より1カ月以上短いが、キノコ成分とのやりとりに疲れてサイトカイン産生能が尽きても、2〜3カ月の寿命が尽きるまで、リンパ球はしばらく〝抜け殻〟のまま生きつづける。

たとえば、1立方ミリメートルのなかに5000個の白血球があるとしよう。その内訳は次のようになる。

❶リンパ球……25〜45％（1250〜2250個）
❷白血球………55〜75％（2750〜3750個）

5000個の白血球のなかに1800個（36％）のリンパ球があれば、寿命である2カ月＝60日のあいだに毎日30個ずつが命尽き、一方で30個が毎日新たに誕生する計算になる。だが日々生まれつづけるリンパ球も、しばらく頑張ったあとに腑抜けになってしまうのだ。

免疫枯渇（免疫疲弊）が強いと、免疫チェックポイント阻害剤は効かない

キノコ系サプリメントの効果検討から始まった免疫枯渇現象の研究は、21世紀になってさらに急展開を迎えた。

宇野医師が説明するように、キノコ系サプリメントをずっと飲みつづけた患者さんは、当初はリンパ球もサイトカインを充分に産生してくれるため、状態も好転したように感じてしまう。しかし、それが均衡状態を通り越し（いくらかのリンパ球が活動をやめる）、大半のリンパ球が疲弊を迎えるころになると、抗がん性サイトカインの産生はどん底にまで落ちてしまうのだ。サプリメントを飲みはじめたばかりの患者さんはプラシーボ効果もあって、「体調がよくなった」「がんに効いた」と有頂天になるが、それはつかの間の喜びに過ぎない。

宇野医師は当然、ここで重要な問題点があることに気がついた。そもそもの免疫枯渇の原因はなんなのだろう。

そこでもう一度初心に返り、これまでに経験した多くの患者さんのデータを再検討する

ことにした。そして見えてきた事実は、がんという病態が「病気として発症」してしまうのは、「がん腫瘍」と「がん免疫」のせめぎ合いの結果であるということだった。

つまり、がん細胞の発生当初はまだまだ自身の免疫力も充分にある。だから、がん細胞が体のなかでのさばろうとしても、免疫細胞によって阻まれる。こうした時期は、がん細胞と免疫細胞の闘いが体の奥深くで秘密裏に行われているため、誰からも気づかれることはない。だが、先に述べたようにがん細胞の病態とは、ヒトの老化が原因となって発症したものだ。すると当然、がんの進行と同時に、体（細胞）の老化も進行してしまう。

するとどうなるのだろう。ここで出てくる当たりまえの答えは、「免疫細胞も一緒に老化してしまう」ということだ。初めは互角にがん細胞と闘うことのできた免疫細胞も、やがては体の老化と歩調を同じくして老化してしまう。たとえ老化したリンパ球の寿命が３カ月だとしても、全身が老化しているために、次に生まれてくる免疫細胞にも老化性変化が色濃く出てしまっている。だから、がん細胞の成長が進むにつれ、がん免疫、つまり免疫細胞も相対的に弱ってしまい、ついには活動をやめて、がん細胞のなすがままになってしまうのだ。

こうした状態が、のちに提唱されるようになった免疫疲弊であり、その免疫疲弊の大もとには老化が控えていたのだった。これらの観察からわかった免疫疲弊という現象を効果的な治療成果へと昇華させたのが、前出の免疫チェックポイント阻害剤、すなわちオプジーボやキイトルーダといった全く新しいがん免疫治療薬であった。

◇宇野医師は一人、別の道を探求していた

もちろん、宇野医師は免疫チェックポイント阻害剤の開発に携わったわけではない。

「万が一、思いついたとして、開発には多額の費用と人材を要します。そればかりか、優秀な研究者らのなかでは、とても互角に成果をなし遂げられるものではありませんよ」。笑い混じりに宇野医師はいう。

ただ、宇野医師もその間、ただ、ぼんやり過ごしていたわけではない。がんとの闘いで疲弊してしまう免疫細胞を、どうしたら再活発化できるかについて日々工夫を行っていたのだ。そして、前章の成長ホルモンの項で解説したとおり、「加齢にともなう免疫細胞の老化」に着目。「成長ホルモンが免疫老化に関与していること」、そして、「免疫細胞を若返らせることで、疲弊した免疫細胞を再び活発化させる」という方策を思いついた。

対する免疫チェックポイント阻害剤はセンセーショナルな登場をしたわりに、実際に投

与してみると、効果を発揮できた患者さんは多く見積もってもせいぜい3割程度。しかも、当時の保険診療の現場では、どんな症例に投与するとうまく効果が発揮できるかの判断が、なかなか見いだせないでいた。

一方、宇野医師のがん免疫治療は自由診療なのだが、治療前、途中経過、治療終了時と、特殊な免疫検査によってその効果の有無を同時にモニタリングしていた。こうした結果は免疫チェックポイント阻害剤を投与予定のがん患者さんにとっても役立つ大きな事前情報として活用でき、いい換えると保険診療に対しても大きく貢献することになったのだ。

精密な「がん免疫検査」をコスト面で見送った保険診療

おそらく臨床系の医師たちにとって、がん免疫のシステム開発など「考えたこともない」というのが通常だろう。保険診療の項目には抗がん性サイトカインの測定といった項目など、そもそも存在しないからだ。むろん、あったとしてもそれらの免疫項目を数十項目にわたって検査することなど、あり得ない。

それは、保険診療における腫瘍マーカー検査の実態を見ればおおよそ想像がつく。がんの疑い、あるいは診断済みの場合には、腫瘍マーカー検査も保険の適用になるが、2項目までといった縛りみたいなものが依然存在する。3項目以上の検査を同時に実施していると、いずれ、「なぜ?」という質問が保険の支払基金から来るのだそう。「どうしてそんなにたくさんの検査を行うのか?」という問い合わせだ。

そうした質問にいちいち答えるのが面倒なら、診療報酬明細書(レセプト)を提出する際にその理由を明記すればよいのだが、その手間をいとわない医師がどれほどいるのだろう。がん医療現場の忙しさは想像を超える。事前に採血伝票を作成することすら億劫がり、結局、「めんどくさいし、腫瘍マーカーの検査など2項目も診ておけば充分」ということになる。臨床医たちの腫瘍マーカーに対する感性は自ずと低くなり、一度下がったモチベーションは回復しない。

腫瘍マーカーでさえこうなのだから、免疫力の数値化への関心も当然低く、免疫枯渇という現象には、誰も関心が向かなかったのではないか。

宇野医師はいう。

「免疫疲弊の問題は、いまでこそオプジーボなどが世に出て認知されるようになりましたが、私が免疫疲弊にあたる免疫枯渇を指摘していた1990～2000年ごろは、学会で発表しても全く相手にされませんでした。複数の評議員推薦がないと加入できない代表的な学会にも加わって発表しましたが、一つの質問も来ないありさまでした。あるいは論文を書いても、それがサプリメントの研究から始まったことを書いてしまうと、論文を査読する医師からなかなか快い返信がもらえませんでした。

いまは時代が変わって雰囲気も大きく変化しましたが、あのときに興味を示す研究者がもう少しいてくれたなら、わが国のがん免疫治療は、もう少し変わった形で進歩したのではないかなと思います」

免疫チェックポイント阻害剤を使うなら、免疫細胞を若返らせよ

免疫疲弊への認知が一般化しはじめたのは、免疫チェックポイント阻害剤・オプジーボが2014年に販売承認されたことがきっかけだ。

この新薬の開発につながる研究のほか、多くの功績が高く評価された本庶佑《ほんじょたすく》氏（京都大

学名誉教授）は2018年ノーベル生理学・医学賞を受賞した。そして、がん免疫療法は、①外科手術、②放射線、③抗がん剤に次ぐ第4の治療法ともいわれるようになった。

ここで、オプジーボの働きを簡単に説明しよう。

免疫細胞のなかでがん細胞と最も強力に闘うことができるのは、活性化キラーT細胞だ。活性化キラーT細胞は表面にPD―1という免疫チェックポイント分子（タンパク質）を掲げている。PD―1は、免疫細胞が持つ免疫力が過度に高まらないようにするために存在しており、〝負の免疫〟ともいわれる。

一方、がん細胞はPD―L1という分子を掲げていて、これがPD―1にくっつくと活性化キラーT細胞は機能しなくなる（不活化キラーT細胞になる）。がん細胞としては、なんとか自身のPD―L1をPD―1にくっつけて、活性化キラーT細胞によるパーフォリンやグランザイム、サイトカインなどの放出攻撃から逃れたい。

そこで本庶氏らは、がん細胞のPD―L1が活性化キラーT細胞のPD―1を狙う前に、薬剤をPD―1にくっつけようと考えた。そうすれば免疫細胞はがん細胞に抱き込まれることがないうえに、自らが持つ免疫力を抑制する働きもなくなる。つまり、フルパワーでがん細胞と闘いつづけることになると考えたわけだ。

しかし、がん細胞を除去しようと腫瘍のまわりに集まってきた活性化キラーＴ細胞は、常にアクセル全開で活動するあまり、慢性的な疲労も蓄積してしまう。そのため、一部の免疫細胞は新たな細胞分裂によって増殖し、再活発化しようとする余裕もない。また、キリのないがん細胞との戦いに飽きてきて身が入らない。これが免疫疲弊と呼ばれる機能不全状態だ。このときのキラーＴ細胞の表面では、ＰＤ―１やＴｉｍ３といったリンパ球の活性化を抑制するチェックポイント分子が発現し、重要なインターフェロンγ《ガンマ》やＴＮＦ《ティーエヌエフ》―α《アルファ》といった抗腫瘍性サイトカインの産生が低下している。

こうして完全に疲弊してしまったＴ細胞は、たとえオプジーボであっても再活性化は困難だ。ＰＤ―１を覆い隠しても、もはや勇敢な戦士としての輝きは戻らない。つまり、免疫疲弊に陥る前のキラーＴ細胞が残っていないと、オプジーボも効果が発揮できなかったのだ（なお、ＰＤ―１を発現させない方法が解明されつつあり、今後に期待が集まっている）。

おわかりだろうか。せっかくの免疫チェックポイント阻害剤、オプジーボを投与しても、活発化を期待する活性化キラーＴ細胞自身が疲弊してしまっていては効果も期待できないのだ。

免疫チェックポイント分子（PD-1）

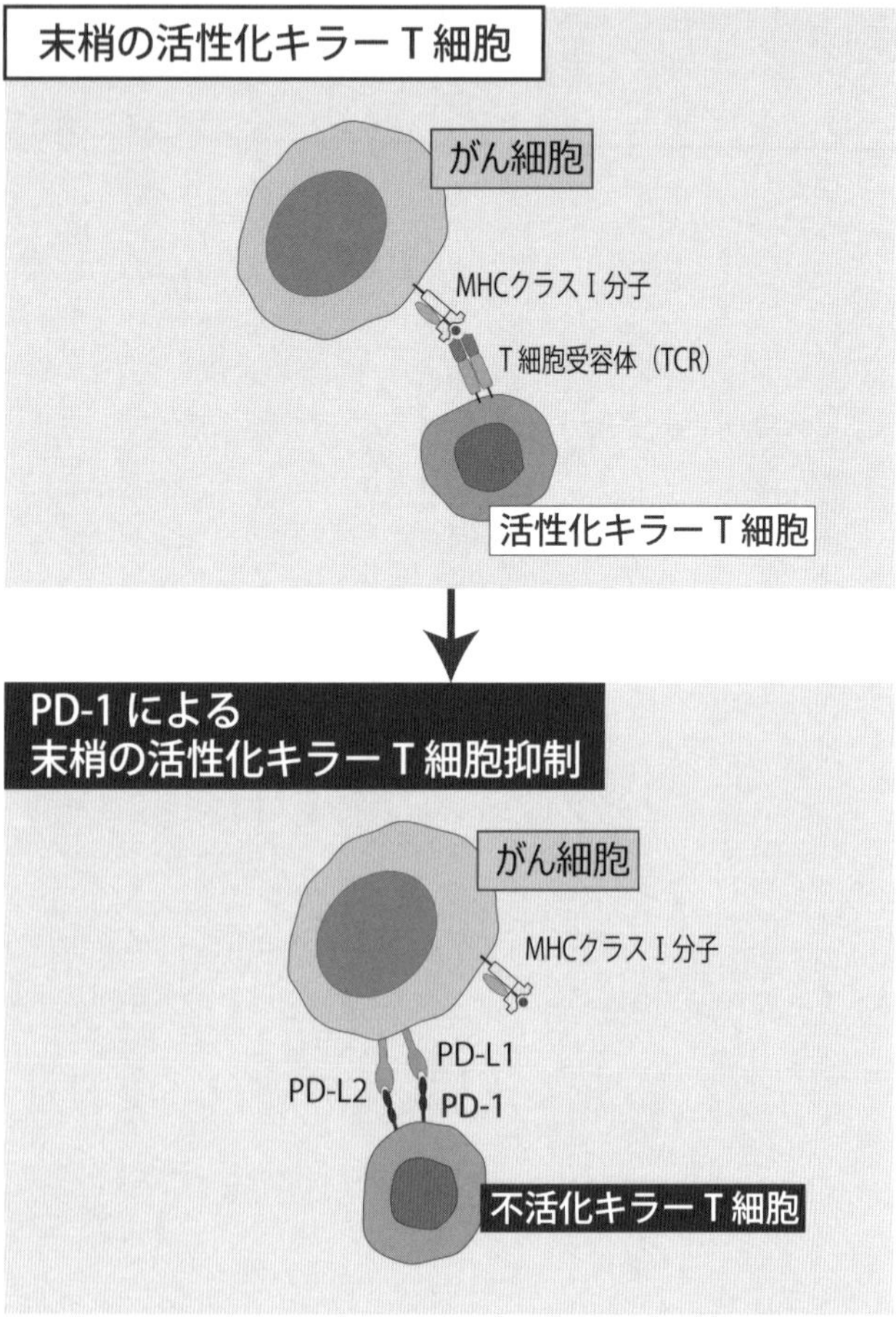

PD-1の発現により、がん末梢部の活性化キラーT細胞が抑制。

そして、そのために必要なノウハウは、事前に活性化キラーT細胞が疲弊していないかを調査すること（それは前述した抗がん性サイトカインの産生能を測定すれば、充分に把握が可能）。そして、もし疲弊の兆候を見つけられたなら、先に免疫細胞の若化対策を試みる余地が生まれる。

炎症性老化を放置すると、免疫の暴走「サイトカインストーム」が始まる

もう一つ、「サイトカインストーム」という〃免疫の暴走現象〃にも気を配らなければならない。サイトカインストームとは、免疫疲弊（免疫枯渇現象）の逆の反応だと思えばいい。

リンパ球もほかの細胞と同様に生涯で40〜50回の細胞分裂を繰り返す。そしてある日、その過程において突然変異が起きる。染色体のＤＮＡに変異が生じて不安定になるのだ。これを染色体不安定性（ＣＩＮ：chromosomal instability：クロモゾーマルインスタビリティ）という。

リンパ球が不安定な状況に陥ると、時に正常値の2倍、3倍ものインターフェロンγ《ガンマ》、インターロイキン12、TNF《ティーエヌエフ》―α《アルファ》といった抗がん性サイトカインが検出されはじめる。がん細胞を除去しようと、免疫力をドカンと上げているようにも見えるのだが、実際は完全にリンパ球が機能失調状態に陥っているのだ。さらに、抗がん性サイトカインだけではなく、炎症性サイトカインというグループに属するインターロイキン6も大量に産生されはじめる。

こうなると、もはや失調どころではない。まさに秩序を失う、嵐のようなサイトカイン産生の過剰状態、サイトカインストームである。

サイトカインはまさに諸刃の剣だ。低すぎると体のシグナル伝達は滞り、高すぎると自身の組織をも壊す。自らの細胞さえ破壊してしまう物質でもあることは、リウマチなどの膠原病で明白だ。

したがって、大幅に上昇したサイトカインの数値が、サイトカインストームに起因するものなのか、それとも、がんとのちゃんとした闘いを反映したものなのかを見極める必要がある。もちろん、後者なら、免疫細胞の活躍を邪魔するわけにはいかない。しかし、前者であれば体の破壊につながる原因にもなりかねず、しかるべき対応が急がれるのだ。

「それも、すべて免疫検査システムで治療前の判断が可能なのです」

と宇野医師はいう。

「特に、病状が急激に悪化しはじめたがん患者さんの血液検査を行うと、その多くのケースでインターロイキン6の数値は正常値をはるかに振りきってしまっているのです」

もし、サイトカインストームによって数値が急上昇している人に、抗がん剤を使用してしまったらどうなるのだろう。特に、インフラメイジング（炎症性老化）が進み、インターロイキン6を大量に分泌している患者さんの場合には注意が必要だという。うっかり抗がん剤を投与してしまうと、それまでの炎症状態がさらに爆発的に悪化してしまい、がんを治すどころか、かえって悪化して亡くなるケースもあるからだ。

宇野医師がつけ加える。

「ただし、これも詳細な免疫検査を先に実施してみないと、どんなベテランであっても判断はつきません。逆に考えると、そこまでしたうえで見極めるべき事柄なのです。保険診療だからといって、一律の治療、検査だけでよいというこれまでの流れは、全くもって疑問ですね」

保険診療の腫瘍マーカーは、疑ってかかれ

宇野医師は続ける。

「かつて、横浜で病院運営に携わっていたころ、外来に30代の女性が、『お腹の具合が悪い、胃の調子がおかしい』と訴えていらしたことがあります。内科系の医師が担当し、一般検査をいろいろしてみたのですが、全く異常は認められません。

そこで、多少の費用は承知のうえで精密な免疫系検査を受けてもらいました。すると、その検査からは胃ではなく、膵臓《すいぞう》に問題がある可能性が高いという結果が得られたのです。患者さんにそう伝えると、『膵臓ですか、わたくしが?』と目をパチクリさせましたが、私には不調の原因が胃や大腸ではなくて、この所見なら膵臓だという確信がありました。のちに彼女は自身の主治医のところに行って『膵臓がんかもしれない』と伝えたそうですが、相手にされなかったようです」

そして2年ほどの月日が流れ、宇野医師が診療拠点を東京・八重洲に移したある日のこと、彼女は移転したその新しいクリニックを探しあて、こういったそうだ。

「実は、大変なことがあったんです。わたくし、本当に膵臓がんになっちゃって、がん研有明病院（東京都江東区）で手術したんですよ」

宇野医師がいう。

「たとえば腫瘍マーカーのCA19─9。これは膵管、胆管、胆嚢《たんのう》、胃、大腸といった消化器がんなどにおいて、頻繁に検出されることの多い項目です。だから、ほかのがんのときにやること自体が無意味だという医者も多いのです。CA19─9は膵臓がんを疑ったときに調べるマーカーだ、というのがすっかり通例になってしまい、ほかのがん検査のために測るものではないという先入観が植え付けられてしまったようです。

おそらくそうした理由は、保険診療で『この腫瘍マーカーはなにがんと、なにがん』『CA19─9は膵臓がんと胆嚢がん』という使い方が、既成事実となってしまっているからでしょう。

しかし、がん発生要因のほとんどは、なんらかの原因によって突然に生じた遺伝子の情報エラーです。その都度、偶然性によって発症するわけなので、事前にマーカーを固定化すること自体が誤りです。極論をいえば、膵臓がんであっても、全く同じ腫瘍マーカーの上昇パターンばかりとは限りません。むしろ、DNAの遺伝情報が全く異なる『全くの別物のがん細胞』と考えるべきものなのです。

たとえば、Aさんの膵臓がんは、教科書どおりにCA19―9というマーカーがオーバーしますが、Bさんの膵臓がんは、別のパターンを示してしまう。極端な話、肺がんに特有のマーカーが上昇しているようなケースすらあり得るのです。

ですから、私は診療当初には先入観を一切持たず、可能な限りのマーカー検査を実施してきたのです。その結果、『この患者さんは別のがんに診断されてしまっているけど、どう見ても膵臓がんだな……』というケースにもしばしば遭遇します。

それに気づかない保険診療のスタイルでは、その後にいったいどんな治療をするのでしょう。おそらく、誤って診断した部位のがんには、一般的な抗がん剤の投与が試みられるはずです。抗がん剤戦略にもいくつか方法がありますので、これとこれをやって、効かなかったらこれとこれ、それでも駄目なら、もうおしまい。こうしてほとんどの患者さんが最期を迎えてしまうのです」

『リスクチェッカー』は、がんの本質を浮かび上がらせる

宇野医師はがんの本質的な性格を知るため、厳選された7項目の免疫系検査と、21項目に及ぶがん関連ペプチド（腫瘍マーカー）が測定できる『がん免疫ドック』を1999年、日本で初めて開発・実用化した。そして、その後もリニューアルを繰り返し、現在では名称も新たに『リスクチェッカー検査』として実践している。

その結果、見かけはAというがんであっても、「本質的な性格はBというがん」といったケースにも気づくようになった。唯一の問題は、たとえそれを見抜いたとしても、その症例に本当に必要な抗がん剤を使うことは、日本の保険診療では許されていない点だ。

こうした点で、日本のがん医療は遅れているといえなくもない。

むしろ保険医療であるからこそ、費用の嵩《かさ》みがちな免疫系の検査も用いて最適解を見つけだし、そのがん患者さんの病態にマッチした抗がん剤の選択が必要なのではないだろうか。

第4章
がん免疫検査システム『リスクチェッカー』

リスクチェッカー検査（細胞性免疫のページ）

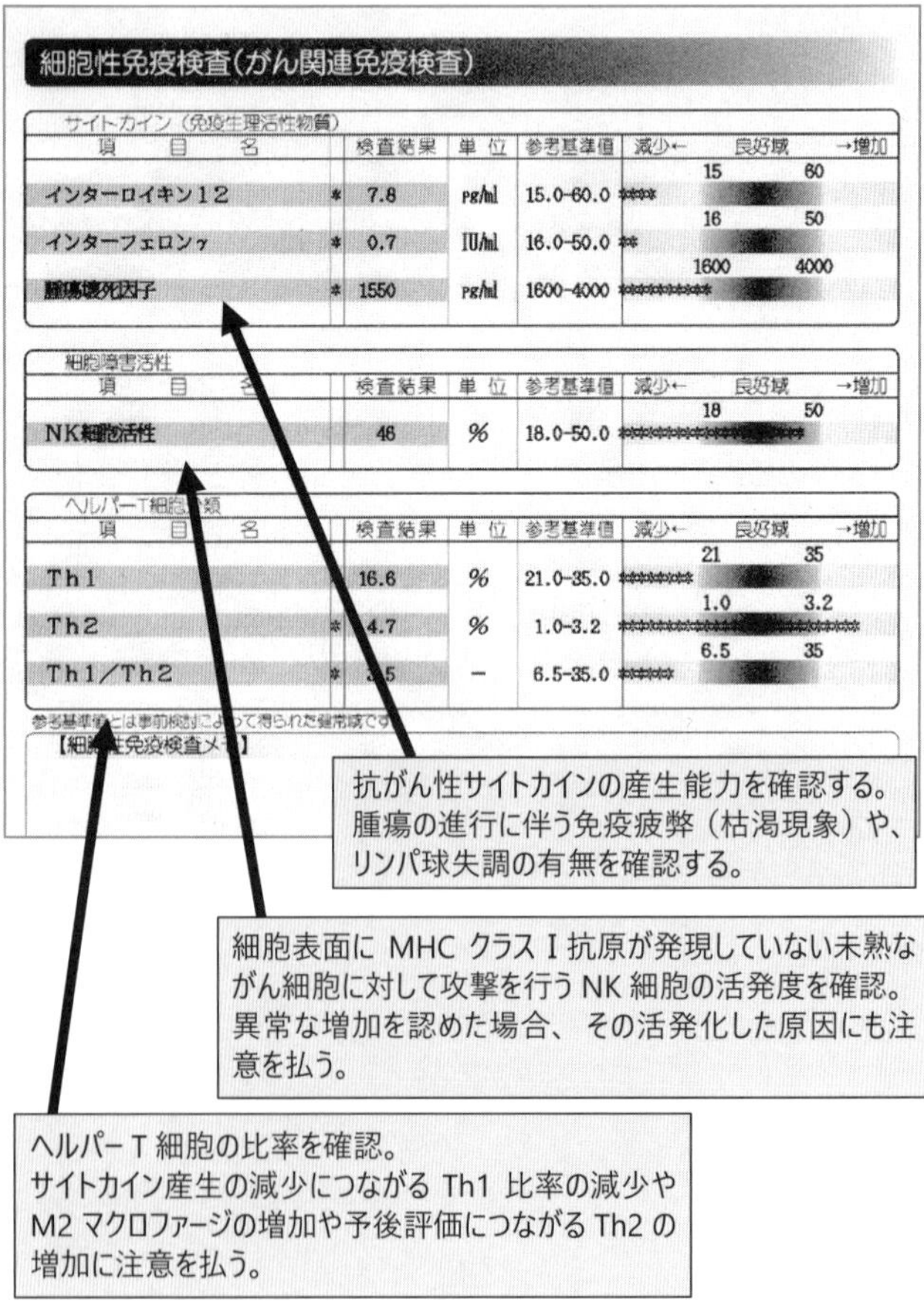

細胞性免疫検査(がん関連免疫検査)

サイトカイン（免疫生理活性物質）

項目名		検査結果	単位	参考基準値	減少← 良好域 →増加
インターロイキン12	*	7.8	pg/ml	15.0-60.0	**** 15 60
インターフェロンγ	*	0.7	IU/ml	16.0-50.0	** 16 50
腫瘍壊死因子	*	1550	pg/ml	1600-4000	********** 1600 4000

細胞障害活性

項目名		検査結果	単位	参考基準値	減少← 良好域 →増加
NK細胞活性		46	%	18.0-50.0	******************** 18 50

ヘルパーT細胞分類

項目名		検査結果	単位	参考基準値	減少← 良好域 →増加
Th1		16.6	%	21.0-35.0	******** 21 35
Th2	*	4.7	%	1.0-3.2	**************************** 1.0 3.2
Th1/Th2	*	[illegible].5	−	6.5-35.0	***** 6.5 35

参考基準値とは事前検討によって得られた健常域です

【細胞性免疫検査メモ】

抗がん性サイトカインの産生能力を確認する。
腫瘍の進行に伴う免疫疲弊（枯渇現象）や、リンパ球失調の有無を確認する。

細胞表面に MHC クラス I 抗原が発現していない未熟ながん細胞に対して攻撃を行う NK 細胞の活発度を確認。異常な増加を認めた場合、 その活発化した原因にも注意を払う。

ヘルパー T 細胞の比率を確認。
サイトカイン産生の減少につながる Th1 比率の減少や M2 マクロファージの増加や予後評価につながる Th2 の増加に注意を払う。

『リスクチェッカー』の概要

『リスクチェッカー』の出自は、1999年に宇野医師が初めて開発したがん免疫検査システム『がん免疫ドック（イムノドック）』だ。その後は2012年にリスクチェッカーの名称リニューアルを行い、2016年には解析ロジックのさらなるアップデートを行った。そして、現在ではインフラメイジング（炎症性老化）関連項目も追加して、『リスクチェッカーforネオエイジング』として運用を続けている。もちろん、検査手順はなんら変わりない。時間的には採血に必要なたったの1〜2分間。肉体的にも精神的にも優しい。

リスクチェッカーは、複数の「細胞性免疫」「がん関連抗原」検査を揃えて総合的に判断する検査システムだ。総計は28項目に及び、その結果を見極めてから「必要な治療方法の選択」に着手する（あるいは、検査に続いて即日治療を実施する場合もある）。その目的は一般的な画像検査では発見し得ないリスクを極力早く察知することにある。

リスクチェッカー検査（がん関連抗原のページ）

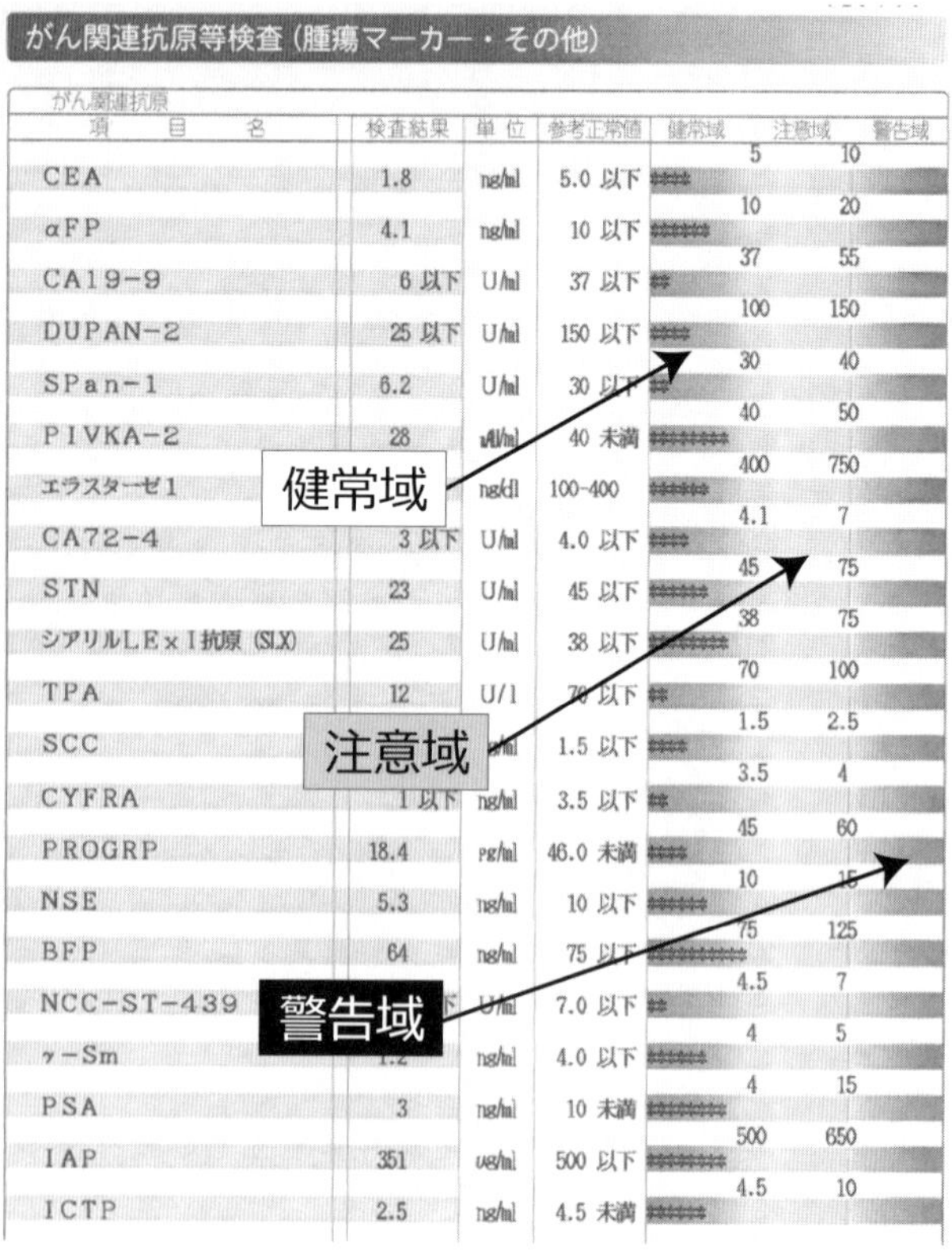

がん関連抗原等検査（腫瘍マーカー・その他）

がん関連抗原

項目名	検査結果	単位	参考正常値	健常域	注意域	警告域
CEA	1.8	ng/ml	5.0 以下		5	10
αFP	4.1	ng/ml	10 以下		10	20
CA19-9	6 以下	U/ml	37 以下		37	55
DUPAN-2	25 以下	U/ml	150 以下		100	150
SPan-1	6.2	U/ml	30 以下		30	40
PIVKA-2	28	mAU/ml	40 未満		40	50
エラスターゼ1	[illegible]	ng/dl	100-400		400	750
CA72-4	3 以下	U/ml	4.0 以下		4.1	7
STN	23	U/ml	45 以下		45	75
シアリルLEx I抗原 (SLX)	25	U/ml	38 以下		38	75
TPA	12	U/l	70 以下		70	100
SCC	[illegible]	[illegible]	1.5 以下		1.5	2.5
CYFRA	1 以下	ng/ml	3.5 以下		3.5	4
PROGRP	18.4	pg/ml	46.0 未満		45	60
NSE	5.3	ng/ml	10 以下		10	15
BFP	64	ng/ml	75 以下		75	125
NCC-ST-439	[illegible]	U/ml	7.0 以下		4.5	7
γ-Sm	1.2	ng/ml	4.0 以下		4	5
PSA	3	ng/ml	10 未満		4	15
IAP	351	μg/ml	500 以下		500	650
ICTP	2.5	ng/ml	4.5 未満		4.5	10

それぞれのマーカー値を表すグラフ先端がどの位置にあるかを確認。数値の上昇を認めた際には、がん腫瘍の存在や手術後の取り残し、転移・再発などを疑う。

【細胞性免疫検査（がん関連免疫検査）】
・サイトカイン（免疫生理活性物質）
インターロイキン6（炎症性サイトカイン）
インターフェロンγ（抗がん性サイトカイン）
TNF―α（抗がん性サイトカイン）
・細胞傷害性リンパ球
NK細胞活性（自然免疫系のリンパ球）
・ヘルパーT細胞比率
Th1（ヘルパーT細胞1系。細胞性免疫系のT細胞）
Th2（ヘルパーT細胞2系。体液性免疫系のT細胞）
Th1／Th2比率

【がん関連抗原等検査（記載した病名は、保険診療で実施される際の病名）】
CEA……大腸がん、肺がん、胃がん、胆道がん
αFP……肝臓がん

CA19―9……膵臓がん、胆管がん、胆嚢がん

DUPAN―2……膵臓がん

SPan―1……膵臓がん、胆道がん、肝臓がん

PIVKA―2……肝細胞がん

エラスターゼ1……膵臓がん

CA72―4……卵巣がん、乳がん

STN……卵巣がん

シアリルLExI抗原（SLX）……肺腺がん、膵臓がん、卵巣がん

TPA……膀胱がん

SCC……子宮頸がん

CYFRA（シフラ）……肺がん

PROGRP……小細胞肺がん

NSE……肺がん

BEP……精巣腫瘍

NCC―ST―439……膵臓がん、胆道がん、乳がん

γ―Sm……前立腺がん
PSA……前立腺がん
1CTP……骨転移
CA15―3……乳がん（転移性）
BCA225……乳がん
CA125……卵巣がん
a1AG……補助的

増やすべき抗がん性サイトカイン、減らすべき炎症性サイトカイン

サイトカインとは、免疫細胞が産生する免疫生理活性物質の総称だ。免疫細胞の働きを高めたり、あるいは低下させたりと、その反応の仲立ちはさまざまだ。

そこで、宇野医師がリスクチェッカーで測定しているのが、次の2系統のサイトカインだ。一つめは炎症性サイトカイン。具体的にはインターロイキン6という項目を測定する。

そして、二つめが抗がん性サイトカインと呼ばれる項目だ。こちらはインターフェロンγ《ガンマ》という項目と、TNF《ティーエヌエフ》―α《アルファ》（腫瘍壊死因子）という項目を測定する。

これらサイトカインの判定方法だが、炎症性サイトカイン（インターロイキン6）と、抗がん性サイトカイン（インターフェロンγ、TNF―α）では、評価方法が正反対となる。つまり、炎症性サイトカインは、上昇しすぎていたら具合が悪いのに対し、抗がん性サイトカインは、低下していたら免疫疲弊が生じている可能性が濃厚となる。

ややこしいのは、抗がん性サイトカインのTNF―αだ。リンパ球失調といった状況や、インターロイキン6とともに上昇しサイトカインストームの一表現形態をとる場合があり、見誤る危険性が高い。

◇だが、宇野医師には数万例にも及ぶデータ解析の経験がある

「そうですね、普段から免疫系の検査所見に見慣れていないと、たとえがん治療の専門医でさえ、その判断は難しいかもしれません。ですが、さすがに20年以上、それも数万の患者さんの病状と照らし合わせて観察してきたので、その判断も意外に簡単なんです。

皆さんも『会うのが初めて』という人を目の前にしたなら、どうでしょう？　人生経験が積み重なってくると、大体ひと目見たときの印象と実際の性格は一致しませんか。第一印象でこの人は意地悪そうだ……と感じると、大概そう。嘘つきな人と思えば、やはり嘘つきな人である確率が高い。

かといって、当てずっぽうで判断しているわけではありません。確固たる経験則がそのような判断を容易にしてくれるのです」

膨大な検査数と特殊な測定方法が、「サイトカイン」診断につながった

サイトカイン値の測定は注意すべき点が多い。生半可の知識でよく理解しないまま実施すると痛い目にあうことだろう。というのも、保険診療における通常の採血検査のほとんどは、採取した血液をそのまま検査機器にかけて数値を測るだけだ。しかし、がん免疫の状況を把握するには、そうした方法だけでは通用しない。

その理由は、サイトカインは血液中に存在していても非常に微量で、数値をそのまま測定したのでは、治療の判断に必要な変化の察知や判断ができないからだ。サイトカインは

普通に考える分量よりはるかに少ない数値範囲なのだ。むしろ、採取した血液をそのまま測定機器に投入しても、検出できない程度が普通だと思わなければならない。

では、どうしたらよいか。

採取した血液を生かしたまま、目当てとする免疫細胞だけを丹念に分離していく必要に迫られるのだ。そして、目当ての免疫細胞を取りだすことに成功したなら、次はそれを基準数に達するまで培養を継続する。こうした一連の作業を済ませたら、次は「特殊な刺激剤」を一定の濃度に調整した血液検体に投入する。すると、ようやくその免疫細胞が生成できるサイトカイン量を測定する環境が整うのだ。

しかし、それだけでは終わらないのがこうした特殊な免疫検査なのだ。続いて、結果判断に用いる基準データを算出しなければならない。そこには、一般の血液検査のような「全国一律の基準」といったものが用意されていない。

たとえば「リンパ球刺激剤」の濃度からして、それぞれの施設、医師によって考え方が違う。したがって、いったん基準を決めたら、数百、数千、数万といった検査数を重ねないと、統計的に正しい基準値が見えてこない。

千里の道も一歩から……。まさにそのような世界なのである。

自然免疫の状態をチェックする「NK細胞活性」

ＮＫ細胞（ナチュラルキラー細胞）は、自然免疫という原始的な免疫システムを担当する免疫細胞の一つ。遺伝子変異によって生じた老化細胞や、初期的ながん細胞、あるいは体内に侵入した異物の除去に関わっている。

リスクチェッカーでは、ＮＫ細胞の活性度を算出してパーセントで表示する。がんに罹患していない健常者を検査した場合、ＮＫ細胞の活性度はその個人の免疫状況をほぼ反映する。

がんと診断されている人は、進行度合いや治療の経過時期によってＮＫ細胞の活性度も異なってくる。治療の前後で比較検討し、特に手術後に数値上昇を認めた場合には、「取り残しによる残存がんの活動再開」も念頭に置いて、画像診断を併用しながら経過を追う。

進行がん・末期がんと診断された患者さんの数値が低下している場合には、免疫チェックポイント分子（ＰＤ―１）の出現や、Ｔｈ１サイトカインの同時低下にも注意を払う。なお、第２章で紹介したようにサプリメント類の過剰摂取によっても、ＮＫ細胞の活性度が一時的に異常上昇することがままあり、そうした既往に関する問診の再確認が欠かせない。

がん免疫治療の適性をチェックする「ヘルパーT細胞比率」

NK細胞（ナチュラルキラー細胞）の次に注目する免疫系は、ヘルパーT細胞サブセットだ。ヘルパーT細胞を「Th1系」と「Th2系」の2群に分け、その比率によってがん細胞に対する免疫の活動状況を探る。

❶Th1（ヘルパーT細胞1系）比率

Th1系の免疫細胞は、主としてがん細胞除去に働く「細胞性免疫」を担当する。そのため前述した抗がん性サイトカインの数値と同一方向に変動することが多い。

❷Th2（ヘルパーT細胞2系）比率

Th2系ヘルパーT細胞は、主としてアレルギー反応に関わる「体液性免疫」を担当する。しかし、時にその比率の逆転は、末期がんでの急速な衰弱をもたらす「悪液質」という状態を反映することが多く、より厳重な検査管理が必要な症例であることを示すシグナルとして活用する。

もう一つ興味深い点は、Ｔｈ2比率の上昇と生存期間は反比例すること（高度進行がん、末期がんのケース）。実際、全身状態もかなり進行しているようなケースでは、予後指標としても大いに活用できる。もしＴｈ2比率の異常上昇を認めたなら、各種の血液検査や画像診断とともに栄養・全身状況を確認、治療の強化など、サポートを急ぐべきだろう。

がん関連ペプチド（広義の腫瘍マーカー）が、がんの病状をあぶり出す

リスクチェッカーでは男女別に、それぞれ21項目の「がん関連抗原等検査」を併用する。宇野医師はいう。

「各マーカーの数値は、がん細胞に関連して体内で産生された異常なタンパク質を測定するものです。これらの測定値は、主に進行がんの患者さんにおいて、周辺臓器への広がりの推定に役立ちます。がん関連抗原等検査というと耳慣れないかもしれませんが、広い範囲の『腫瘍マーカー測定』と理解してください。

健常者であれば基準値を大幅に超えるような上昇は〝稀〟です。あえて稀と表現したのは、健常人であっても理論的には一日におよそ数千個ものがん細胞が発生しているからです(しかし、免疫細胞によって逐次排除されている)。そのため、たとえがんと診断できなくても、目に見えないがんが発生した段階で異常値を検出することがあるのです。

そのため、混乱を招かないよう、リスクチェッカー検査では統計学的な検討手法を用い、独自のカットオフ値(判断基準)を表示しています」

加えて、がんが急速に悪化する際の特徴である遺伝子DNAの不安定性は、突如としてマーカーの出現パターンを大きく変えてしまうことがある。一番多いケースは、抗がん剤治療や放射線治療を実施したあとの再発や再燃時だ。治療に対する耐性によって新たな遺伝子変異が起き、抗原性が変化するのだ。この際は、がんペプチドのアミノ酸構成変化に対する治療を再開することもある。

リスクチェッカーの前に立ちはだかる「保険適応」の壁

がんの病状判断に有益な情報をもたらすリスクチェッカーだが、問題点がないわけでもない。

そのなかでも一番大きな問題点が、健康保険の適応にはならないことだ。

何度かの保険診療規則の改訂によって多少の改善はみられているが、腫瘍マーカー検査に至っては、未だに一つのがん病名に対して2ないし3項目程度の実施しか認められない。その結果、多くの医師が、「それぞれのがんに特徴的な項目だけ」にしか興味を示さなくなって久しい。

しかし、既述のように、がん細胞はそもそも遺伝子DNAの複製エラーや突然変異によって生じた非常に偶然性の高い細胞である。決まったタイプのがん細胞になるように、初めからプログラムされているわけではない。すなわち、測定可能ながん関連抗原・腫瘍マーカー類のどれが上昇しても、理論的には全くおかしくないのだ。

すると、こういう医師も出てくる。

「腫瘍マーカーなんか測定しても意味がない」

まさに暴言だ。宇野医師はいう。

「もし、がん治療の専門医がそういう発言をするのなら、その医師は一度道ばたの縁石にでも、頭を思いっきりぶつけてしまえばいいのに……と思います。そうした考えを改めないと、多くの患者さんが迷惑してしまうのです。

そもそもリスクチェッカーが免疫系の検査と併せてがん関連抗原を測定する利点は、早い段階からがんの兆候を検出するためにあります。決して、進行がんの病状評価だけに用いるものではありません。がん関連抗原のバリエーション豊かな異常値を俯瞰《ふかん》すれば、これまでに判明していなかったがんの病状も明らかになり、新たな治療方針の策定にも活用可能なのです」

こういうことだ。

個人的な印象かもしれないが、大抵のがん治療医は腫瘍マーカーの経過をあまり重視しなくなったのではないか。いや、きちんと見ていたにせよ、測定していない項目にまで幅広く目を配ることはないのだろう。たとえば、膵臓がんの場合、初めにCA19―9、CEAという項目を測定し、その経過観察中に再発や悪化が見つかったとしても、ほかの項目まで気を回すようなことはしない。そして、これまでと同じような治療を続けるケースがままあるのだ。こうした習慣性を打ち破れば、たとえば肺への転移に関連した項目や、肝臓転移の兆候に関連した項目などに目星をつけ、早い段階から警戒態勢を敷くこともできるのである。

日本の保険制度は、がん再発予防を目的とした検査への理解が乏しい。がん治療直後の患者さんでさえ、半年も過ぎれば定期的な検査もほとんどしてもらえなくなる、という対応も決して珍しいことではない。結局、自身でできる防衛策は自発的に精密な画像診断などをお願いするか、年に一度の人間ドックや職場検診を活用するくらいだろう。

宇野医師が続ける。

「入念に検査を受けていたなら……そう悔やまれるケースは多々あります。リスクチェッカー検査に普段から親しんでいれば、『大きく育ってから転移・再発がCTで発見された……』などということもなく、早い段階で発見し、よりよい治療が提供できるのです」

染色体の不安定性(CIN)が、遺伝情報のエラーを察知する

『がん関連抗原等検査』を行うと、時にCIN(Chromosomal Instability:染色体不安定性)という所見の早期検出にもつながる。

遺伝子ＤＮＡの突然変異によって生じたがん細胞だが、発生の初期は変異も際立って多いわけではない。こうした初期の段階では抗がん剤治療などの反応性も良好で、もちろん手術などによって根治可能な時期でもある。

問題はそのあとだ。手術をしたのだが、経過がいま一つ芳しくない。放射線治療や抗がん剤治療を行ったのだが、病状がさらに悪化しはじめたといったケースだ。前述のように、治療の積み重ね、繰り返しによって、遺伝子ＤＮＡの変異をさらに増やしてしまうことがある。その代表が、抗がん剤耐性だ。抗がん剤を投与しているうちに（当初は効果的に作用するが）、次第にがん細胞に新たな遺伝子ＤＮＡの情報エラーを生じさせ、これまであったがん自体の性質が大きく変化してしまうのである。

もちろん、時間が経てば経つほどがん細胞の性質は様変わりする。がんは進行にともなって遺伝子ＤＮＡの変異数が膨大になるのと同時に、がん関連抗原等検査にも多くの項目に著しい上昇が認められるようになる。

もし突然、がん関連抗原の項目に多数の異常上昇を認めたときは、ＣＩＮも念頭に各種検査を併用しつつ、新たな治療の検討準備に入る必要がある。

染色体不安定性（CIN）の検出例

受診者氏名　　　　　　様

RISK Checker for CANCER

2頁

がん関連抗原等検査（腫瘍マーカー・その他）

がん関連抗原

項目名	検査結果	単位	参考正常値	健常域	注意域	警告域
CEA	* 25.4	ng/ml	5.0 以下		5	10
αFP	2.8	ng/ml	10 以下		8	16
CA19-9	* 364	U/ml	37.0 以下		37	55
DUPAN-2	25 以下	U/ml	150 以下		75	150
SPan-1	* 170	U/ml	30 以下		30	40
PIVKA-2	24	mAU/ml	40 未満		40	50
エラスターゼ1	* 375	ng/dl	300 以下		301	600
CA72-4	* 264	U/ml	10.0 以下		10.1	13
シアリルLEx 抗原（SLX）	* 130	U/ml	38 以下		38	75
TPA	* 6500	U/l	70 以下		70	90
SCC	0.7	ng/ml	1.5 以下		1.5	2.5
CYFRA	* 480	ng/ml	3.5 以下		3.5	4
PROGRP（81）	44.6	pg/ml	81.0 未満		81	100
NSE	* 38	ng/ml	10 以下		10	15
BFP	* 2600	ng/ml	75 以下		75	125
NCC-ST-439	* 12000	U/ml	4.5 未満		4	6
CA15-3	* 1220	U/ml	25 以下		25	60
BCA225	* 7900	U/ml	160 以下		150	250
CA125	* 147	U/ml	35 以下		35	50
α1AG	* 183	mg/dl	90 以下		90	140
ICTP	* 34.8	ng/ml	4.5 未満		4.5	10

膵臓がん・ステージ4で抗がん剤の治療中に急速な病状の悪化が認められ、多数のがん関連抗原が一斉に上昇（○印）した例を示す。こうしたケースはCINを併発した際に認められることが多い。

手術後の「がん取り残しチェック」を忘れるな

リスクチェッカー検査は、がん手術後の「取り残しチェック」にも効果を発揮する。

手術のあとに担当医から、「大丈夫です、がんは全部取り切れました」と説明されたら、あなたはどう思うだろう。「よかった、これでもう安心」と考えるか、それとも「本当に取り切れたのか？」と疑ってかかるか。

どちらが正解ということではない。その判断は個々人の性格によるとしかいえない。患者さんにとっては、メスで切り開いて手術した以上、がんは取り切れて当たりまえ。もし取り残していたなら……、その事実を知ったときの反応は火を見るよりも明らかだ。

したがってほとんどの外科医は手術前に、「今日の手術で是非とも根治してほしい」と思う。しかし、手術が終わったあとの説明時には、複雑な思いも交錯する。なぜなら、手術を行うのは人間である。神様が手術をするわけではない。つまりは「神ワザ」ならぬ「人間ワザ」に過ぎず、当然、一定の確率で「がんの取り残し」は発生してしまうからだ。

ちなみに、進行がんに対して手術を行った場合の全体的な統計数字では、再発率は3人に

1人程度だろう。再発とは、すなわち手術の際の取り残しである。担当医は確実に手術した自信はある。だが、3分の1という他人事ではない確率で〝失敗〟が起こるため、術後は神妙な顔つきで、「大丈夫です、取り切れました」と、まずはいうのである。ただ、後々になって言質《げんち》を取られないように、「肉眼的に見えるがんは……」と付け加えることを忘れない。

初回の手術でがん細胞を一つ残らず取り除けたなら、もう体内にがんは残っていないわけで、抗がん剤などを使用せずとも間違いなく根治する。しかし、ごくわずかでもがん細胞を取り残してしまい、その後に発覚したら……このときは抗がん剤や放射線治療などの延命策を残すのみとなる。

だからこそ手術後の、まだ充分に追加対応が可能な時期に、取り残しの痕跡を確認しておくことが非常に重要なのだ。幸運（不運でもある）にも手術の取り残しを早期察知できたなら、がん発生部位によっては、すぐさま追加手術によって事なきを得ることもある。

リスクチェッカー検査は、手術直後などの早い時点から取り残しの有無を判断し、もし取り残しがあれば追加切除はもとより、必要ならばすぐ次のがん治療に取りかかれる。

「手術後に疑問を感じたなら、ひと息ついて体調も落ち着いたころに、是非リスクチェッカーの実施をお薦めしたい」

と宇野医師はいう。

そして、リスクチェッカー検査で異常数値が出なければ、まずは手術後の経過も順調と考え、リラックスして経過を観察していこう。

第5章
これが最善・最新のがん免疫治療『がん細胞除去治療』

最も新しいがん免疫治療『がん細胞除去治療』の手順

この章では、宇野克明医師が実践中のがん免疫治療『がん細胞除去治療』の実際を紹介する。具体的な手順を見ていこう。

❶《リスクチェッカー検査》：治療開始前の採血により、詳細な免疫状況を判断

テーラーメイド医療であるプレシジョン・メディシンの先駆けである宇野医師。『がん細胞除去治療』はそんな氏が手がける治療だけに、初めはがん精密免疫検査システム『リスクチェッカー検査』による詳細な病状調査から始まる。その方法は血液を採取し、7種類の『免疫系細胞検査』と21項目の『がん関連抗原等検査』を実施するだけだ。

なぜ最初にリスクチェッカー検査を実施するのかというと、がん免疫治療の開始前までに患者さんの基準となる治療前データを取得しておかないと、のちの治療によってどう変化していくかが評価できなくなってしまうからだ。

通常、がんに罹っていない人や、手術で完全にがん細胞を除去できた患者さんは、リス

クチェッカー検査をしてもがんの痕跡は見当たらない。しかし、手術後のがん取り残しが疑われる場合や、標準治療で「もはや治療の手立てなし」と診断されたような患者さんには、多くの場合いくつかの異常所見が認められる。

そうした実情を踏まえ、標準治療では検出しがたい数値異常の有無を確認してから治療の方向性を固め、患者さんにぴったりの医療を提供するのだ。

❷《内因性ペプチド誘導》：ネオアンチゲン（がんペプチド）発現の促進

がん免疫治療の成功のカギは、がん細胞が生みだした内因性の「がんペプチド」を、いかに免疫細胞に認知させるかにかかっている。つまり、がん細胞自身の〝自己紹介物質〟となる内因性のがんペプチドを、自らの細胞表面に掲げさせられるか否かが第一の関門になるからだ。

そして、この内因性がんペプチド誘導が、宇野医師が実践する治療における「すべての始まり」になる。

重ねていうが、がん細胞は究極に劣化が進んでしまった老化細胞なのだ。猛烈な増殖スピードによって活発な細胞というイメージも強いが、実情は老化にともなって多くの機能障害を抱えた細胞にすぎない。しかも、その内部でのタンパク生成能力も低下するため、〝内因性がんペプチドを合成して表面に掲げる〟という機能にも衰えが生じてしまう。そのため、がんらしさを示す「抗原性」も当然低い。

宇野医師のこれまでの研究データによれば、患者さんの50〜70％でがんペプチドの掲出が失われていたという。つまり、がん細胞の進行の度合いが深まれば深まるほど、ＭＨＣクラスＩ分子と内因性がんペプチドからなる「ＭＨＣクラスＩ抗原複合体」は、がん細胞の表面に現れにくくなる。そのため、治療の開始が急がれる進行がん・末期がん症例には、内因性ペプチド誘導の治療を先行させることが多い。

がん細胞の察知に欠かせない抗原性は、活性化キラーＴ細胞が攻撃を始める際の手がかりだ。しかし、がんが著しく進行して治療が難しくなった患者さんほど、ＭＨＣクラスＩ抗原複合体を欠失してしまうケースが多くなる。治療医としては少しでも早く内因性のペプチドを細胞の表面に掲出させたいわけである。

そこで、ＭＨＣクラスＩ抗原複合体の掲出を促す点滴複合剤『ＩＣ―Ｃｏｍｐｌｅｘ（記号略称）』を投与し、早期の内因性がんペプチド誘導を目指す。

《ＩＣ―Ｃｏｍｐｌｅｘ：3〜4回の点滴投与》

なお、この内因性ペプチド誘導で投与する注射剤は、抗がん剤などの細胞毒性成分や、培養リンパ球などを含まないため、これまでに副作用例は一切ない。これは『がん細胞除去治療』の全体を通していえることである。

※ICーComplex注射剤（記号略称）は、医師の指示箋と厚生労働省への薬監証明取得ののちに投与が可能となる薬剤であり、一般市販はなされていない。なお、投与には医師の注射箋指示が必要である。

❸《サイトカイン誘導》：抗がん性サイトカインの産生の促進

リスクチェッカー検査において、特に抗がん性サイトカインを中心とした免疫疲弊が著しいと判断された症例には、サイトカイン・インデューサーとして『GHRPー2（記号略称）』、あるいは『CSー82MD』の内服を併用する。

《GHRPー2：2～3カ月間の内服》、または、

《CSー82MD：2～3カ月間の内服》

こうしたサイトカイン誘導により、よほど強烈な免疫疲弊状態を生じていない限り、2～3カ月程度で抗がん性サイトカイン産生の回復が期待できる。それにより、腫瘍を攻撃

するキラーＴ細胞の再活性化を図る。

　既述のとおり、サイトカインとは免疫反応を円滑に進めるシグナル物質（免疫生理活性物質）の総称だ。がん細胞除去に対して促進的に働くＴｈ１関連サイトカインと、がん細胞除去に対して抑制的に働くＴｈ２関連サイトカイン（インターロイキン4、インターロイキン6、インターロイキン10、ＴＧＦ《ティージーエフ》—β《ベータ》など）に大別される。

　サイトカイン誘導では、Ｔｈ１系を対象としたサイトカイン産生の回復により、活性化キラーＴ細胞による「殺がん物質（パーフォリン、グランザイム）」の再放出と、それによるがん細胞の効果的な破壊が期待される。

　宇野医師はいう。

「最近の研究により、こうしたＴｈ１関連サイトカインの生産低下が、免疫制御性Ｔ細胞（Ｔｒｅｇ《ティーレグ》）の誘発や、Ｔ細胞の機能低下につながる免疫チェックポイント分子（ＬＡＧ—３）の発現に関与することが明らかになってきました。そのため、サイトカイン誘導治療の有用性もいっそう高まってきたのです」

　より強力な免疫応答を得るには、充分なＴｈ１関連サイトカインの供給が不可欠なのだ。そうしたサイトカインの増加がキラーＴ細胞への効果的な刺激につながり、がん腫瘍の周

サイトカイン誘導

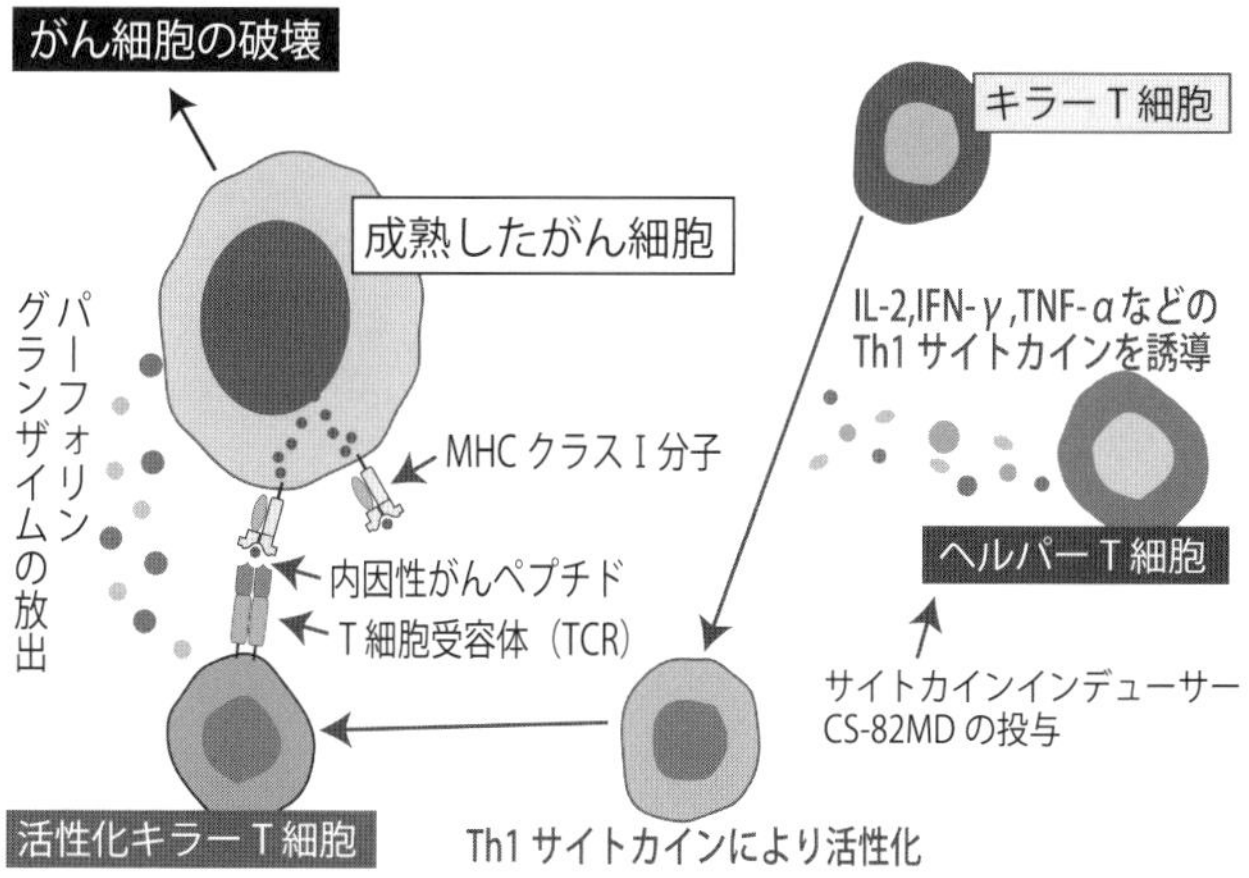

活性化キラーT細胞（CTL）によるがんの破壊と除去には、事前にがん細胞表面のMHCクラスⅠ抗原複合体を見つけ、パーフォリンやグランザイムといった殺がん物質の放出が必要となる。

しかし活性化キラーT細胞（CTL）も事前にヘルパーT細胞が産生する免疫活性物質（Th1サイトカイン類：インターロイキン2、インターフェロンγ、TNF-αなど）により活性化がなされないと、こうした殺がん物質を放出できない。

そこでヘルパーT細胞によるTh1サイトカインの供給（サイトカイン産生）を促し、キラーT細胞の活性化を図るのがCS-82MDによるサイトカイン誘導だ。

アポトーシスの発令メカニズム

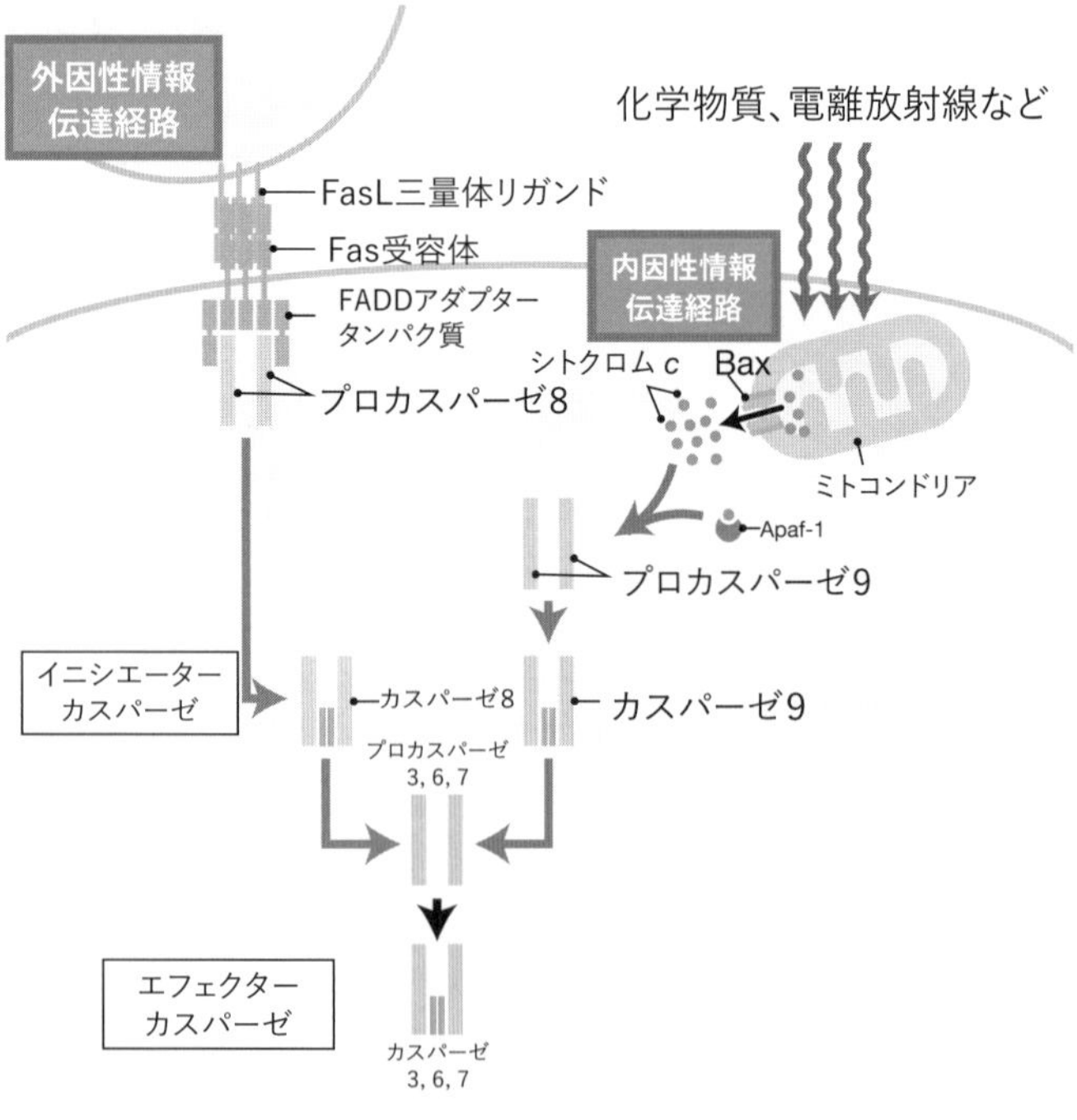

アポトーシスが細胞外からの発令シグナルで開始される場合は、①サイトカインの一種TNF-αや細胞傷害性リンパ球のFasからの場合、あるいは隣接する細胞同士の接着が途切れた場合などがある。

細胞内から発令される場合は、遺伝情報の変異、細胞内部で合成されたタンパク異常が発生した場合、ミトコンドリア環境が悪化した場合などがある。

囲に集結したキラーT細胞の再活性化をもたらすからだ。
※ＧＨＲＰ―２（記号略称）は米国ＰＲＯＳＯＭＡ社・ＲＦウォーカー博士の好意に基づいてネオエイジング用途に製造されたＧＨＲＰ―２製剤。一般市販はされておらず、その投与判断には専門医の処方箋指示が必要である。

❹《アポトーシス誘導》：ミトコンドリア経路のアポトーシス発令を促進

ＣＴ、ＭＲＩなどの画像診断や、肉眼で観察可能ながん腫瘍を認める場合、あるいは、リスクチェッカーにおいて複数のがん関連抗原に上昇が認められる場合には、受動的電子供与体（Passive Electron Donator）ＡＭＤ内服剤（記号略号）を投与し、がん細胞内部のミトコンドリア・ターンオーバー回復と、それにともなうアポトーシスの発令を目指す。
《ＡＭＤ：３～６カ月間の内服》
ミトコンドリアは、ほとんどの細胞内部に備わる微小な細胞小器官の一つであり、基本的な役割は生体エネルギー物質であるＡＴＰの生産と、『がん細胞除去治療』のシグナルとなるアポトーシスの発令を担う。
しかし、がん細胞という極度に老化の進んだ細胞では、内部に備わったミトコンドリアの機能にも老化性の障害が発生する。すると、自らの細胞破壊＝アポトーシス発令が必要な時期に、それが実行できないといった状況に陥ってしまうのだ。そうした原因の一つが、老化にともなって生じるミトコンドリア自身のターンオーバー不全によるものであり、受動的電子供与体による改善が要求される。

宇野医師は語る。

「内因性のがんペプチド誘導と、サイトカイン誘導。この二つの治療によってがん細胞除去を促進する際にも、がん細胞自身に備わるミトコンドリアが発令するアポトーシスが欠かせません。ミトコンドリアという特殊な小器官の働きをよく理解し、それにより適切な対処を選択することで、がん細胞除去治療の効果も最大限に引きだせるのです」

近年、ミトコンドリア経路のアポトーシス誘導が、免疫チェックポイント阻害剤の効果を高めることも次第に明らかになってきた。なお、ＡＭＤ内服剤も症例ごとに数値の推移を見ながら短期間の併用を行うが、これらについても特記すべき副作用などの報告はない。

※受動的電子供与体（Passive Electron Donator）ＡＭＤ内服剤（記号略号）は医師指示に基づく調剤医薬品であり、一般市販はなされておらず、投与には専門医の処方箋指示が必要。

❺《脱アセチル化》：ヒストン脱アセチル化により遺伝情報エラーを修復

大半のがん細胞は、遺伝子DNAの変異が契機となって生じる。そうした変異遺伝子の制御を担うタンパク質（酵素）が1999年に見つかった。それが長寿遺伝子・サーチュインによって作られる「サーチュイン酵素」だ。このサーチュイン酵素が〝事故現場〟に駆けつけることで、変異遺伝子の発現は抑制される。つまり、遺伝情報エラーの修復である。

一つひとつのヒト細胞に備わった二重らせん構造のDNAは、細胞核の内部に23対の染色体となって格納されている。そして、対をなしたそれぞれの染色体を延ばして結合すると、およそ2mもの長さになる。ところが、微小な細胞核のなかに、このような長さのDNAを無秩序に押し込んだとしたなら、絡まって機能しなくなるのは想像に難くない。

そこで、そうしたDNA相互の絡みつきを防止する手段として、ヒストンという微小な円筒状のタンパク質がDNAの秩序だった格納の仲立ちをする。つまり、細胞核のなかで絡まってしまわないよう、一つひとつのヒストンにDNAが規則正しく巻きつき、小さく折りたたまれて格納されるのだ（こうした状態をヘテロクロマチンという）。

ところが、DNAを巻きつけるヒストンの力も、老化にともなって徐々に低下しはじめる。すると、それまで秩序だってヒストンに巻きついていたDNAも緩んでしまい、その〝巻き〟が緩んだ部位に書き込まれた遺伝情報（遺伝子）が露出してしまう（この状態をユークロマチンという）。

すると、露出した遺伝子部分は、DNAの複製を担っているメッセンジャーRNA（mRNA）が自由にアクセス可能となってしまうのだ。

すると、どうなるのだろう。

実は、このように意図しない遺伝情報が露出すると、mRNAが勝手にコピーを始めてしまい、全く不必要なタンパク質が合成されてしまう。つまり、細胞はあるときに突然、勝手な判断で細胞活動を開始してしまうのである。無秩序な細胞の発生、すなわち、がん細胞の新たな誕生だ。

前述のサーチュイン酵素は、こうして巻きの緩んだDNAを改めてヒストンタンパクに巻きつけ直す作用を担う。もちろん、手で巻き直すようなわけにはいかない。そこで、ヒストンに付着したアセチル基という構造を化学的に除去することで、再び遺伝子の露出したDNA部分をヒストンに巻き直すのだ。ヒストンに付着したアセチル基を取り除くと相互の電荷が変化し、（ヒストンとDNAが互いに引き合って）巻きの緩んだDNAが再び締

脱アセチル NMN 製剤（医家専用）

ヒストン脱アセチル化酵素誘導製剤

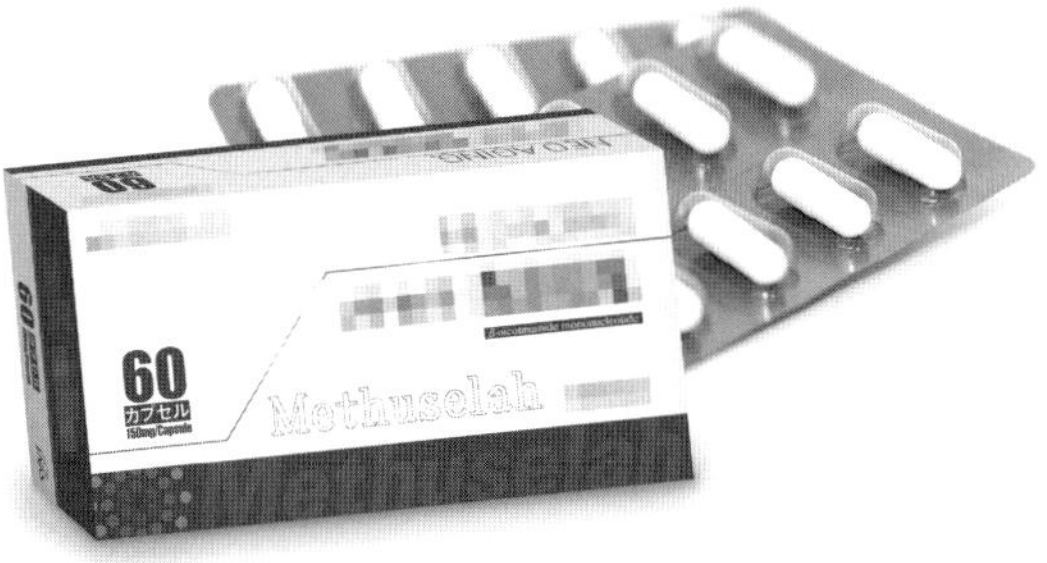

備考）医療機関専用：一般市販はしていない。

め直される。

こうした働きを担うのが「ヒストン脱アセチル化酵素」であり、同時に補酵素の働きをなすＮＡＤがないと働かないことも判明した。

そこで、体内でＮＡＤに変換される物質『脱アセチルＮＭＮ（一般名称）』の経口摂取により、遺伝情報エラーの修復を目指す。

《脱アセチルＮＭＮ：３カ月〜の摂取》

簡単に表現すると、脱アセチルＮＭＮにより体内のＮＡＤ合成が促進。それにより、遺伝情報エラーの修復を担うＮＡＤ依存性ヒストン脱アセチル化酵素が活性化し、活動しはじめた変異遺伝子を沈黙させるのだ（遺伝子のサイレンシング効果という）。

つまり、遺伝子変異によるがん細胞の誕生

に対してサイレンシング効果を発揮し、「がん遺伝子」の発現を抑止する治療。それがヒストンの「脱アセチル化」治療なのである。

※脱アセチルNMN（一般名称）は、医家・医療機関専用流通として一般市販はなされていない。取り扱い医療機関での入手が必要。

遺伝子DNAの突然変異と、免疫応答のゆらぎ

もちろん、遺伝子を構成しているDNAの変異がすべて「悪」なのではない。

あるとき、全く正常な遺伝子配列を持った新生児が産まれた、としよう。

この赤ちゃんの場合、生まれたての細胞はすべてが自身のもの、つまり「自己」である。なんらかの異常がない限り、免疫系がこうした自己細胞を攻撃することはない。

ところが、日が経つにつれ、降りそそぐ紫外線や各種の自然放射線、大気中の酸素、環境ホルモン、発がん物質などの影響を受けはじめ、赤ちゃんの体の随所では遺伝子の変異が散発的に発生しはじめる。こうして正常な遺伝子配列にも微々たる変化が現れると、厳

密にいうなら、もはやその細胞は「非自己」である。

しかし、ある程度の遺伝子配列の変異や緩慢な変異は、時にヒトという種の進化にとって必要不可欠なものだ。したがって、微々たる変異が生じた「非自己」の細胞も、免疫のゆらぎや、ある種の寛容のおかげで、すべてが排除されてしまうことはない。もし免疫機構が少しでも自己と異なる細胞をすべて排除してしまったなら、赤ちゃんは生きてゆけず、ヒトという種は早々と自然淘汰されてしまったことだろう。

年を取ると、こうした免疫による排除はあちこちで滞る。最もよく見られるのは、遺伝子変異が原因で細胞分裂という新陳代謝ができなくなり、老化細胞となってそのまま体内に放置される例である。このときの老化細胞を見てみると、遺伝子のDNA配列にはメチル化、アセチル化といったさまざまな化学的変化が散発し、遺伝子の修復や複製過程でのエラーが認められる。

このようにして徐々に非自己となっていった細胞は、いずれ正常ではなくなったMHCクラスI抗原複合体の変化を察知した活性化キラーT細胞によって排除されるはずだ。ところが、なかにはMHCの遺伝子そのものに変異を生じてしまった細胞が出現することがある。つまり、MHC分子を構成する遺伝子に変異や欠陥が生じることで、その発現は低下して、細胞の表面に掲げられなくなったり、あるいは消滅してしまったりする現象が生じるのである。

ＭＨＣ分子が細胞の表面から完全に消滅してしまうと、そうした手がかりのなくなった細胞を専門に対応するＮＫ細胞（ナチュラルキラー細胞）によって破壊されかねない。そのため、ＭＨＣ分子に変異は生じるものの完全な機能消滅には至らず、免疫から逃避できる程度の変異細胞が、がん細胞として存続しつづけていると考えられている。

保険適応になった、各種がん免疫治療薬の補足

さて、このあとはすでに保険適応となった医薬品について、少し説明を加えるとしよう。本来、あえてこの書籍で取りあげる内容とは異なるのだが、宇野医師のたっての希望で記載することにした。

宇野医師は語る。

「最近とみに、保険診療を担当した医師と患者さんの関係が悪化してきたような気がしま

す。いや、悪化というか、互いの信頼が崩れてしまったと表現したほうがよいのでしょうか。

かといって、その理由は決して複雑なことでもありません。簡単にいえば、担当医が患者さんの話をあまり聞かなくなった、ということです。たとえば外来を受診した際、患者さんからしてみれば久々に担当医と相談ができるいい機会なのに、当の担当医は患者さんに目もくれない。電子カルテの普及によって、その入力に忙しいといえば確かにそうかもしれません。

ただ、私にはそれだけの理由ではないような気がしています。それよりももっと根源的な部分。つまり、患者さんに対してなんら尊重しようという気持ちがなくなったのではないか、と思えるような対応ばかりが増えている気がしてなりません。

ほとんどの患者さんは医療について専門外であるのは当たりまえ。だから、医者からしたらとんちんかんな質問や、時にしつこい質問を投げかけられることがあっても不思議なことではないのです。ところが、いまふうの医者はそれが許せない。だから、これ見よがしに患者さんの会話を遮って、とにかく診療を早く終えようとする。

そんなはずはない、という医者がいたとしたなら、その本人はきっと希有な良医だと思います。しかし、私のクリニックにいらっしゃる多くの患者さんから話を聞く限り、がん専門病院、拠点病院の医師でさえ、そのような印象を持っているのです。

私が一番いいたいことは、『患者さんが担当医に不信感を持ったなら、その後の治療成果も期待できない』ということです。たとえば、抗がん剤や放射線治療、あるいはどんな新規の治療方法であっても、ふとなにかに疑問を持ってしまったなら……患者さんは『本当にこの治療でいいんだろうか？　なんだか具合がちっともよくならない。治療しているにもかかわらず、毎日が憂鬱だ……』といったように心が揺れはじめてしまうのです。

プラシーボ効果という言葉を聞いたことがあるでしょう。この薬が効くという先入観を持ったら、たとえ小麦粉を混ぜた粉末であっても効果が出てしまう、という偽薬効果です。医者と患者さんの信頼関係も全く同じなのです」

宇野医師がいうような医療環境が頻繁に生じていても困るのだが、確かに取材を通じて、「治療に関して、なにも説明がなかった……」という患者さんの意見が多く寄せられたことも事実である。

そこで、近年新たに登場した有望な新薬に関して、（本来は主治医が説明するべきことなのだが）いくつかその効果効能を記載しておこう。

❻分子標的薬

分子標的薬は、がん細胞の表面に存在する特徴的な分子を標的としており、従来の抗がん剤にはない作用を示す。また、古典的な抗がん剤と比較して、安全性が高いと考えられており、ここまでの❷〜❺の治療とともに、以下の状況に対して併用が考慮される。

Ⅰ：がん悪化や、再発促進性のがん遺伝子産物を認める場合

Ⅱ：腫瘍新生血管の発達した症例

Ⅰに対しては、細胞表面抗原である標的分子に直接結合して作用する医薬品として、たとえば抗HER2抗体「トラスツズマブ：trastuzumab（商品名ハーセプチン）」や、抗CD20抗体「リツキシマブ：rituximab（商品名リツキサン）」などがあり、広く臨床応用されている。

Ⅱに対しては、可溶性抗原に結合することで間接的に作用する医薬品として、たとえば抗VEGF抗体「ベバシズマブ：bevacizumab（商品名アバスチン）」がある。これは血管内皮細胞に作用、がん専用の血管新生を促す血管内皮細胞増殖因子（VEGF：vascular endothelial growth factor）を標的とする。それにより、がん細胞に栄養を供給する血管を作りにくくして、がん細胞の成長を停止させたり〝餓死〟させたりする。

❼免疫チェックポイント阻害治療

免疫チェックポイント阻害治療は、❷〜❸の治療過程を経ても活性化キラーT細胞の活発化を妨げる免疫疲弊（免疫枯渇現象）が改善しない場合に併用を考慮するとよい薬剤だ。

免疫システムには、免疫応答を活性化する「共刺激分子」というアクセルと、「共抑制分子」というブレーキがある。ブレーキ役が「免疫チェックポイント」という分子で、本来は自己に対する免疫応答を抑制するとともに、過剰な免疫反応を抑制する働きをする。つまり、T細胞の過剰な活性化を抑え、自己を攻撃しないための分子なのだが、がん細胞が成長しはじめると、免疫細胞から逃げる手段として使われてしまうのである。

免疫チェックポイント阻害治療は、このブレーキ役を解く手法だ。

がんを除去する免疫細胞であるT細胞の活躍を邪魔する代表的なものには、

Ⅰ：抗CTLA―4製剤

Ⅱ：抗PD―1製剤

Ⅲ：抗LAG―3製剤

などがある。

作用の仕組みはかなり専門的な知識も必要になるが、数少ない保険適応の免疫治療剤でもあり、参考までに解説しておこう。

I：抗CTLA—4製剤（商品名ヤーボイ）

免疫チェックポイント分子「CTLA—4（Cytotoxic T-Lymphocyte-associated antigen 4の略記）」は、T細胞の表面に現れる膜タンパク質の一種であり、T細胞の活性化を抑制する。

免疫力によってがんを退治するには、まずはナイーブT細胞が抗原提示細胞の表面にあるMHCクラスII抗原複合体と接触し、がんの情報を受け取る。そして、同じくT細胞表面に常に現れているCD28という受容体を、抗原提示細胞の表面にあるCD80ないしはCD86というリガンド（特定の受容体と結合する物質）に結合させ、T細胞は活性化、がん退治に向けた準備を整える。

ところが、しばらくするとT細胞の表面にCTLA—4が現れ、CDの28リガンド（CD80ないしCD86）を奪い取る。その結果、T細胞はキラーT細胞に変身を遂げることをせず、がんに対抗する能力を失う。

さらに、近年注目されている免疫制御性T細胞（Treg）は、常にその細胞表面にC

TLA―4が現れていて、がん細胞表面にある同様のリガンド（CD80ないしCD86）を奪い去り、キラーT細胞にならないようにしていると考えられる。

こうした現象をもたらすCTLA―4に対し、抗体（抗CTLA―4抗体）を結合させることでリガンド（CD80ないしCD86）との結び付きを解除、抑制されていたT細胞を再び活性化させるのだ。

このような抗体の性質を応用して製造された医薬品が、免疫チェックポイント阻害剤「抗CTLA―4抗体製剤イピリムマブ（商品名ヤーボイ）」である。

Ⅱ：抗PD―1製剤（商品名オプジーボ、キイトルーダ）

免疫チェックポイント受容体「PD―1（Programmed death 1）」は、T細胞やNK細胞（ナチュラルキラー細胞）だけでなく、そのほか多くの骨髄系細胞の表面にも現れる膜タンパク質の一つで、末梢（がん局所）の活性化キラーT細胞の活動を抑制する。

特に、進行したがん細胞の局所では、集まった活性化キラーT細胞とNK細胞の表面にPD―1が現れるようになり、アポトーシスの抑制にも関与すると考えられている。

PD―1は、がん細胞の表面に現れるリガンド（PD―L1ないしPD―L2）と結合

免疫チェックポイント分子（CTLA-4）

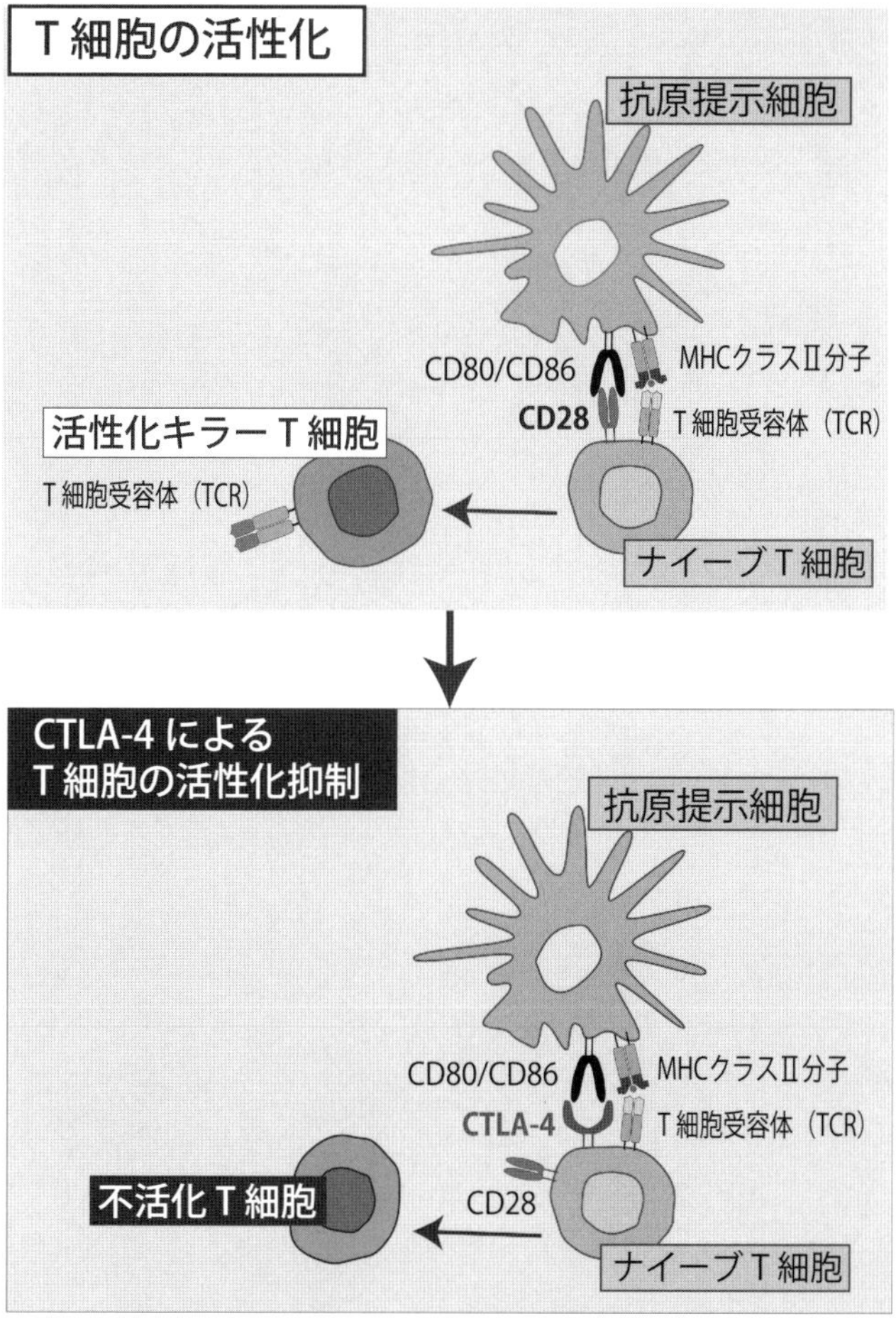

CTLA-4の発現により、T細胞の活性化が抑制される。

し、がんへの攻撃をやめてしまう。

こうした現象をもたらすＰＤ—１に対し、抗体（抗ＰＤ—１抗体）を結合させることでリガンド（ＰＤ—Ｌ１ないしＰＤ—Ｌ２）との結びつきを解除、抑制状態だった活性化キラーＴ細胞を再び活性化させるのだ。

このような抗体の性質を応用して製造された医薬品が、免疫チェックポイント阻害剤「抗ＰＤ—１抗体製剤ニボルマブ（商品名オプジーボ）」および「ペンブロリズマブ（商品名キイトルーダ）」である。

Ⅲ：抗ＬＡＧ—３製剤（一般名：Relatlimab：レラトリマブ）
免疫チェックポイント受容体「ＬＡＧ—３（Lymphocyte-activation gene 3）」は、活性化キラーＴ細胞および免疫制御性Ｔ細胞（Ｔｒｅｇ）に現れ、抗原提示細胞の表面にあるＭＨＣクラスⅡ抗原複合体と結合、Ｔ細胞の活性化と増殖を制限するとともに、疲弊状態に導く。また、末梢（がん局所）の免疫制御性Ｔ細胞に現れ、活性化キラーＴ細胞の活躍を妨げる。宇野医師はいう。
「これらの抗体製剤を用いる際の注意点といえば、それまで抑制されていた免疫細胞（Ｔ

細胞）に急激な再活性化をもたらすことです。ある程度の確率で自身の正常な組織を攻撃してしまうため、『自己免疫疾患』と同等の病態を引き起こし、時に重篤な副作用を併発することもあるため、投与にあたっては細心の注意が要求されます。

このほか、想定を超えたリンパ球の活性化を防ぐため、培養によって増殖・活性化した免疫細胞（ＮＫ細胞・樹状細胞）を利用した治療との併用は不可であることを理解しておく必要があります」

宇野医師がそう忠告するのは、ある事件があったためだ。かつて、免疫チェックポイント阻害剤を投与した患者さんに死者が出た、とする報道が新聞やネットを賑わしたのである。確かに、免疫チェックポイント阻害剤はこれまでにも間質性肺炎による副作用で死亡例が報告され、再三、厳重な管理を要する点が警告されていた。

しかし、このときばかりは事情が異なっていた。なぜなら〝併用は問題なし〟と判断した別のがん免疫療法医が「ＮＫ免疫療法」を併用してしまったがために生じた〝無知なる悲劇〟であったからだ。

そもそも、この医療事故で使用されたオプジーボは、活性化キラーＴ細胞の免疫力を抑えるＰＤ―１のブレーキ機能を解き放ち、がん細胞に対する攻撃力を猛烈に復活させる医薬品。ただし、ＰＤ―１というブレーキ機能は、活性化キラーＴ細胞だけではなく、ＮＫ細胞にも存在する。つまり、活性化キラーＴ細胞に現れたＰＤ―１を狙い撃ちしたくてオプジーボを用いたのに、ＮＫ細胞に存在するＰＤ―１のブレーキ機能をも解き放ってしまったのだ。

体内を流れる血液のなかで免疫力を発揮する自然免疫系のＮＫ細胞を無秩序に活性化させてしまったなら、その騒ぎに乗じて全身の免疫反応が沸き起こり、あっという間に副作用のオンパレードとなってしまう。一度全身に副作用が生じたなら、とてもクリニックレベルでは対処できない。不用意に全身の免疫反応を目覚めさせてしまえば、死を覚悟するほどの重篤な症状に陥ってもおかしくないのだ。

報道が事実なら、そんな作用も知らない不勉強な医師によって発生した、痛ましい治療事故としかいいようのない事件だといえるだろう。

ＮＫ細胞療法は、なぜ「効果が出なかった」のか

NK細胞（ナチュラルキラー細胞）療法について、宇野医師が続ける。

「NK細胞は、自然免疫系に属するリンパ球の一種です。事前の学習なしに異物を攻撃する能力を持った細胞の一つで、攻撃すべき対象を事前に学習してから効果を発揮する獲得免疫系のキラーT細胞とは全く異なる性質を持っているのです。

NK細胞は、発生初期の未熟ながん細胞に対して攻撃を行います。発生して2週間以内の未熟ながん細胞には、その細胞の表面にMHCクラスI抗原複合体は掲げられていません。NK細胞はこうした「MHCクラスI分子」が未だに現れていない細胞であることを目印に攻撃するのです。

しかし、がん細胞が成熟して表面にMHCクラスI抗原複合体が現れたのを察知すると、NK細胞は自身の細胞上に発現する免疫チェックポイント受容体である「キラー細胞免疫グロブリン受容体（KIR分子）」などの作用によって、攻撃を中止します。

私のクリニックを訪れてがん免疫治療を希望する方々の多くは、がんが著しく進行しています。すでに初期のがん細胞を取り逃がし、進行がんとして大きく成長してしまったあとなのです。当然、そのがん細胞の表面にはMHCクラスI分子も、とうの昔に掲げられていまに至っていると考えなければなりません。

とはいえ、ＮＫ細胞療法を実践している医者のなかには、がんが進行するとＭＨＣクラスⅠ分子は消滅してしまうから大丈夫、と説明する場合があるのも事実です。しかし、がんが進行していて、がんのＭＨＣクラスⅠ分子が消滅しているから効果も発揮できると思ったら大間違いなのです。

なぜなら、ＮＫ細胞はがん由来のＭＨＣクラスⅠ分子の有り・無しを察知するだけではないのです。ＮＫ細胞は、がん細胞にも残っている正常なタンパク質由来のＭＨＣクラスⅠ分子さえも察知し、その攻撃を中止してしまうからです。

細胞の表面には数十万、時に百万個以上ものＭＨＣクラスⅠ分子が掲げられていて、むしろがん由来のＭＨＣクラスⅠ分子自体が非常に少数派なのです。ＮＫ細胞はこうした正常な細胞由来のＭＨＣクラスⅠ分子をも認識して、攻撃を中止してしまうことを忘れてはなりません」

しかし、その一方で、近年では、ＮＫ細胞をがんに攻撃を仕掛ける〝エフェクター細胞〟として利用するのではなく、インターフェロンγを中心としたサイトカイン産生や、抗原提示細胞（樹状細胞）などとの連携によって、自然免疫に続く獲得免疫の誘導を促す役割も注目されはじめている。これは、新たな免疫治療への模索が実を結びつつあることを示唆するものだ。

宇野医師が「余談だが……」と断りながら語ってくれた。

「外来を担当していると、相変わらず『笑うとNK細胞が増えるんですよね？』と聞いてくる方が多い。テレビ番組の影響でしょうが、少なくとも笑ってがんを治したという人に出会ったことはないですね」

NK細胞もがん細胞も、それほど単純なものではないということだろう。

多くの免疫治療医が勘違いをする、抗酸化対策

「抗酸化」という言葉には、イコール「健康」というイメージがある。わが国ではそれほどまでに「酸化物」を目の敵にしている。医師のなかにも酸化物や活性酸素を「悪玉物質」と信じ込んでいる人がいるくらいだ。

しかし、これは健康産業が作り上げたビジネス用のストーリーであるといっても過言ではない。

はるか昔に研究者が細胞内部に活性酸素種を見つけたとき、その強い酸化特性を知って、「きっと細胞にとっては有害だろう」「活性酸素が蓄積すると細胞が傷んで老化するだろう」と考えたのが始まりだそう。そして、長い年月のあいだに「酸化物は体を壊す」と誤解され、そういった企業のキャッチコピーが心にストンと落ちた人々を抗酸化サプリメントに走らせたのだ。各種のビタミン類、コエンザイムQ10やベータカロチン、あるいはフラボノイドなどのポリフェノール類、今日ではこれら抗酸化サプリを「アンチエイジングになる」「がんを抑制する」という幻想とともに飲んでいる。

実は、忌み嫌われている酸化物は、ミトコンドリアの電子伝達系におけるATP産生過程において、なくてはならない物質なのだ。ATPを生みだすには「酸化」―「還元」という反応の繰り返しが不可欠であり、それには食物を分解して得る「電子」と、それに相対する「酸化物」がペアになって存在しなければならないのである。つまり、抗酸化作用によって酸化物を中和してしまうと、エネルギー物質ATPが産生できなくなってしまうのだ。

がん免疫治療の評価法とは

がん細胞が免疫から徐々に逃避してしまう原因は、がん細胞表面のMHCクラスI分子の発現低下と、それによる「がんらしさ」の低減だ。

活性化キラーT細胞は、がん細胞の手がかりとして内因性のがんペプチドを見つけて攻撃を行うため、MHCクラスI分子の発現低下・消失は、活性化キラーT細胞の活動停止につながる。

がん免疫治療は、患者さんの免疫機能が大きく疲弊した状況から始めることが多く、また、病状が深刻になってから始める症例も多いため、ある程度の時間が経ってからでないとその効果が現れてこないケースも時に存在する。

さらに、治療によるがん細胞の破壊と、それにともなう炎症、がん局所のリンパ球浸潤などによって、がん腫瘍のサイズが大きくなったように見えることもある。「効果発現遅延」ならびに「偽進行」と呼ばれる現象だが、従来の効果判定基準「RECIST」によれば、治療開始当初の一定期間は「進行（PD）」の判定となりやすく、効果が過小評価されることがある。

CR……すべての標的病変の消失
PR……標的病変が30％以上減少
PD……標的病変が増大
SD……PRに相当する縮小がなく、PDに相当する増大もない

こうした評価基準は、抗がん剤治療や放射線治療など、急速にがん細胞の縮小が現れるタイプの治療評価には適しているが、一定のタイムラグを持って効果が発現することが多いがん免疫治療に対しては注意が必要だ。経験に乏しい医師の誤用によって性急な判断が下されてしまうと、その効果が過小評価されてしまい、治療上大きな不利益を被る可能性がある。

宇野医師はいう。

「免疫チェックポイント阻害剤を用いたがん免疫治療に際し、わずか3カ月程度の投与期間をもって『効果なし』と判定されてしまったがために、貴重な治療が強制中断されてし

免疫を助ける抗がん剤もある

樹状細胞に働き、免疫応答誘導性細胞死（ICD）の作用を発揮

一般名	商品名
ドキソルビシン：doxorubicin	アドリアシン など
オキサリプラチン：oxaliplatin	エルプラット など
サイクロフォスファマイド：cyclophosphamide	エンドキサン など
ビンブラスチン：vinblastine	エクザール など
パクリタキセル：paclitaxel	タキソール など
エトポシド：etoposide	ラステット など

がんの微小環境で免疫制御性T細胞（Treg）を減らす作用を発揮

一般名	商品名
ゲムシタビン：gemcitabine	ジェムザール など
ドセタキセル：docetaxel	タキソテール など
サイクロフォスファマイド：cyclophosphamide	エンドキサン など
FOLFOX合剤：	5-FU、オキサリプラチン

骨髄由来免疫抑制細胞（MDSC）を減らす作用を発揮

一般名	商品名
ゲムシタビン：gemcitabine	ジェムザール など
5-フルオロウラシル：5-fluorouracil	5-FU など
ドセタキセル：docetaxe	タキソテール など
ドキソルビシン：doxorubicin	アドリアシン など

まったという、当事者にとっては泣くに泣けないケースもありました」

そうでなくても、高額な医薬品費用が問題となった免疫チェックポイント阻害剤の利用だけに、これらのことは経験則として知っておく必要があるだろう。

第6章

東京ＭＩＴクリニック宇野克明院長による報告

症例1

「完治の見込みなし」から6カ月、肝臓の多発性転移はおおむね消失

62歳男性、胃がん手術後・多発性肝転移

【受診までの状況】

弊院を受診する1年ほど前から腹部に違和感を自覚したがそのまま放置。その翌年に人間ドックを受けて胃がんと診断された症例だ。その時点でステージ3と診断され、1カ月半後に胃の亜全摘手術を実施。手術の1カ月後から抗がん剤の点滴投与を受けるも、あまりに副作用がひどく経口抗がん剤（TS―1）の内服に変更した。

その6カ月後にCTチェックを受け、多発性の肝転移病巣を発見。主治医より「転移が生じたらもはやステージ4。完治の見込みはないが、まずは延命を目指して抗がん剤を継続」と説明された。

その後は知人から数種類のサプリメントを薦められて内服、さらにリンパ球を増やして血管に戻す治療も併用したが効果は現れない。やがて肝臓の転移病巣はさらに増え、大き

くなっていった。
この時点で弊院外来を受診、即座にリスクチェッカー検査を実施。それにより著しい抗がん性サイトカインの低下とＮＫ（ナチュラルキラー）細胞活性の異常上昇を確認、次なる治療ポイントが抽出された。

【治療ポイントの抽出】

❶サイトカイン減少による抗がん性免疫力の欠如↓サイトカイン誘導治療としてＣＳ—82ＭＤ内服
❷免疫学的ながん細胞除去機構であるアポトーシスの発令を促す↓ＡＭＤ内服
❸ＭＨＣクラスⅠ抗原複合体の発現低下も疑われた↓内因性ペプチド誘導治療を実施

【治療と経過】

上記の免疫治療をおおむね半年間ほど継続し、およそ6カ月後のＣＴで肝臓の多発性転移は消失。引き続き再発防止のため経過観察を行った。

症例１

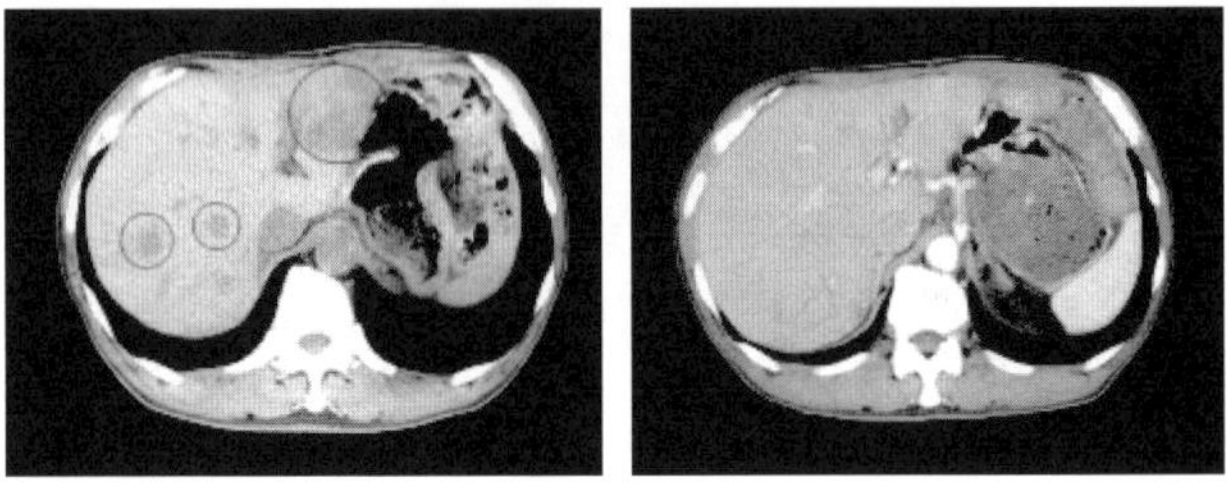

治療前ＣＴでは、肝臓に広がる多発性の肝転移病巣（◯で囲まれた箇所）を認めた。治療後ＣＴでは、複数認められた転移病巣も目立たなくなり、今後定期的なＣＴチェックで再発を認めなければ、治療完了としてよいケースであった。

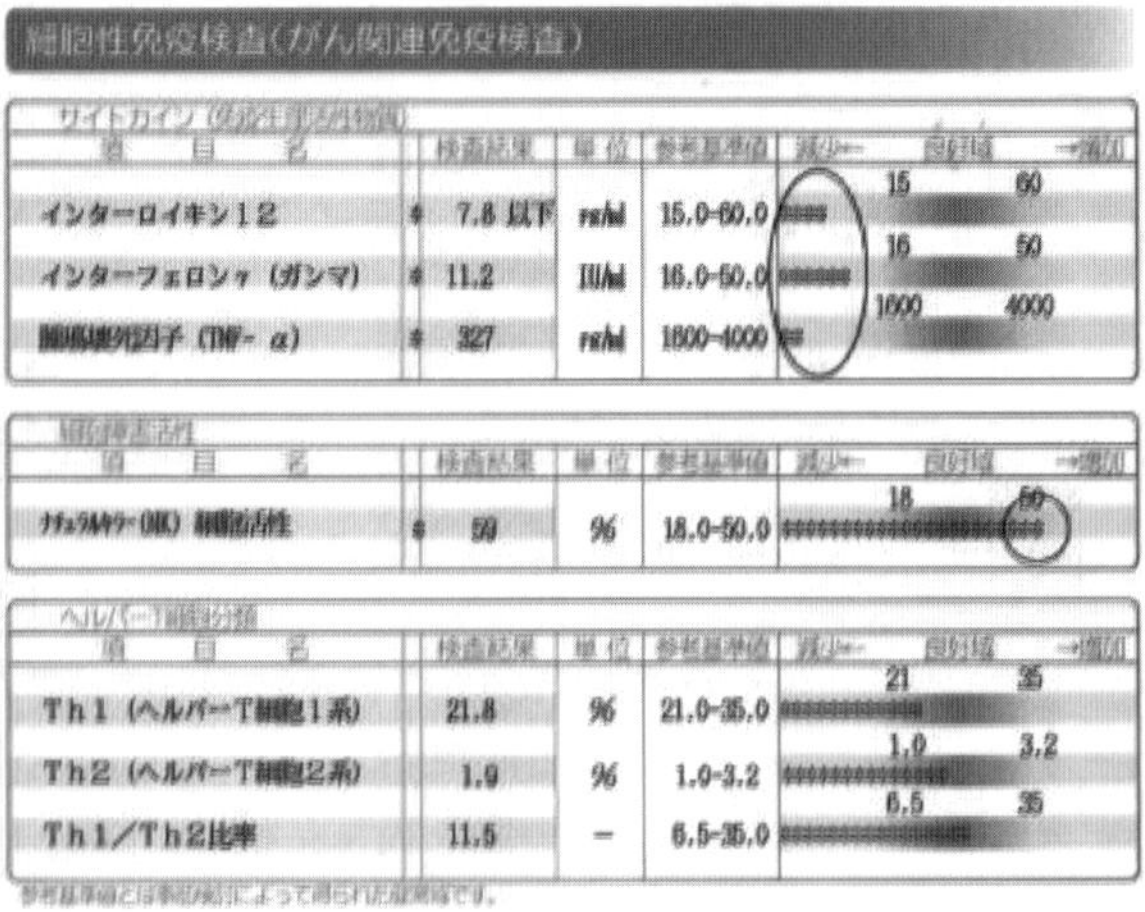

細胞性免疫検査（がん関連免疫検査）

項目名		検査結果	単位	参考基準値	減少← 良好域 →増加
インターロイキン１２	*	7.8 以下	pg/ml	15.0-60.0	15 60
インターフェロンγ（ガンマ）	*	11.2	IU/ml	16.0-50.0	16 50
腫瘍壊死因子（TNF- α）	*	327	pg/ml	1800-4000	1600 4000

項目名		検査結果	単位	参考基準値	減少← 良好域 →増加
ナチュラルキラー（NK）細胞活性	*	59	%	18.0-50.0	18 50

ヘルパーT細胞分類

項目名	検査結果	単位	参考基準値	減少← 良好域 →増加
Ｔｈ１（ヘルパーT細胞１系）	21.8	%	21.0-35.0	21 35
Ｔｈ２（ヘルパーT細胞２系）	1.9	%	1.0-3.2	1.0 3.2
Ｔｈ１／Ｔｈ２比率	11.5	－	6.5-35.0	6.5 35

治療前リスクチェッカー所見：抗腫瘍効果を発揮するうえで不可欠な抗がん性サイトカインの産生能が著しく低下。こうした免疫疲弊の改善なくして、体内からのがん細胞除去はほとんど不可能に近い。

また、上昇したＮＫ細胞活性は、体内残存がんに対する免疫反応が残っていることを示唆し、免疫全般の回復が望まれる状況であった。

症例2

活動性が高い残存がん。がん細胞はほぼ消失

【受診までの状況】

20年来のC型肝炎にて通院中、5年前に肝臓がんを指摘された症例である。その時点では肝硬変を併発し手術適応もないと診断された。その後、都内・某国立大学病院の専門医によってラジオ波治療を数回繰り返すも、再発して徐々に悪化。

結果、これ以上のラジオ波治療は不可能と説明されたため、弊院外来を受診。即座にリスクチェッカー検査がなされた。それにより抗がん性サイトカインの著しい低下と、ヘルパーT細胞2系（Th2）比率の異常上昇を確認。次なる治療ポイントが抽出された。

【治療ポイントの抽出】

❶抗がん性サイトカイン低下による免疫疲弊↓サイトカイン誘導治療としてCS—82M

D内服
❷免疫学的ながん細胞除去機構であるアポトーシスの発令を促す↓AMD内服
❸ラジオ波治療によって刺激された残存がんの活動性も非常に高く、迅速な免疫強化を図る↓内因性ペプチド誘導を実施

【治療と経過】

およそ8カ月が経過し、内服・点滴治療もすべて終了。その時点で肝臓に再発したがん細胞はほぼ消失。以後3カ月ごとの画像診断検査、6カ月ごとのリスクチェッカー検査併用による経過観察を指示した。

症例２

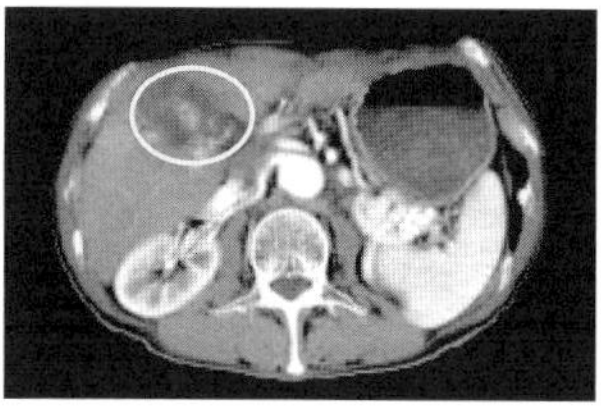

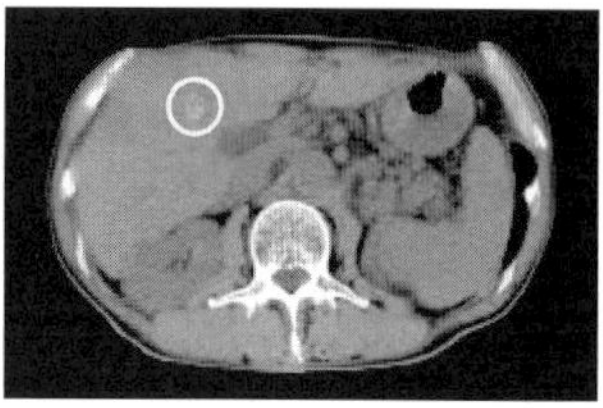

治療前ＣＴでは、肝臓右葉にラジオ波治療の痕跡と、その周囲（◯で囲んだ内部のやや濃い部分）に再発・拡大したがん腫瘍を認めた。治療後ＣＴでは、拡大した再発がん腫瘍部分もほとんど消失、ひとまず治療終了とした。

細胞性免疫検査（がん関連免疫検査）

サイトカイン（免疫生理活性物質）

項目名		検査結果	単位	参考基準値	減少← 良好域 →増加
インターロイキン１２	*	7.8 以下	pg/ml	15.0-60.0	15 60
インターフェロンγ（ガンマ）	*	2.2	IU/ml	16.0-50.0	16 50
腫瘍壊死因子（TNF- α）	*	775	pg/ml	1600-4000	1600 4000

細胞障害活性

項目名		検査結果	単位	参考基準値	減少← 良好域 →増加
ナチュラルキラー(NK) 細胞活性		28	%	18.0-50.0	18 50

ヘルパーT細胞分類

項目名		検査結果	単位	参考基準値	減少← 良好域 →増加
Ｔｈ１（ヘルパーT細胞１系）	*	18	%	21.0-35.0	21 35
Ｔｈ２（ヘルパーT細胞２系）	*	5.6	%	1.0-3.2	1.0 3.2
Ｔｈ１／Ｔｈ２比率	*	3.2	−	6.5-35.0	6.5 35

参考基準値とは事前検討によって得られた健常域です。

治療前リスクチェッカー所見：抗腫瘍効果の中心をなす抗がん性サイトカインのすべてに著しい減少が認められ、免疫疲弊によってがん細胞除去ができない状況にあることを確認。また、ヘルパーＴｈ２細胞比率の上昇は予後不良を強く示唆し、早急なる免疫改善対応が求められた。

症例3

複合免疫治療で転移性がんはおおむね消失

36歳女性、乳がん術後・多発性肺転移

【受診までの状況】

弊院受診のおよそ1年半前に左胸のわきにしこりを自覚し、近くの総合病院を受診。その時点で診断は乳がん・ステージ1。部位的に全摘手術の予定が組まれたが、本人の希望によりがん腫瘍の部分切除のみ実施。さらにその後、放射線治療を併用した。

その6カ月後、頻繁な咳が出現しはじめ、主治医の判断で胸部CT検査を実施。結果は「乳がんの両肺転移、ステージ4」であった。即座に再入院、数クールにわたる抗がん剤の点滴治療が行われた。

しかしがん細胞への効果は認められないまま、脱毛・白血球減少・味覚の異常など、さまざまな副作用を併発。結局抗がん剤治療を断念し、その後は自己判断によるサプリメント類の摂取を開始した。

その後もがん腫瘍の増大は止まらず、知人の紹介によって弊院外来を受診。即座にリスクチェッカー検査を実施。それにより抗がん性サイトカインに著しい減少（免疫疲弊）を認め、抗がん性免疫が応答していない状況が確認された。

【治療ポイントの抽出】

❶抗がん性サイトカインの異常減少により活性化キラーT細胞（CTL）における免疫枯渇現象（免疫疲弊）の存在が強く示唆された↓サイトカイン誘導治療としてCS—82MD内服

❷両肺に広がるがん腫瘍の縮小・排除を図るため、細胞内部からのアポトーシス誘導を促す↓AMD内服

❸急速な腫瘍増大の阻止↓内因性ペプチド誘導を併用

【治療と経過】

治療開始8カ月後、両肺に広がる転移性がんはおおむね消失。治療継続と経過観察を指示した。

症例3

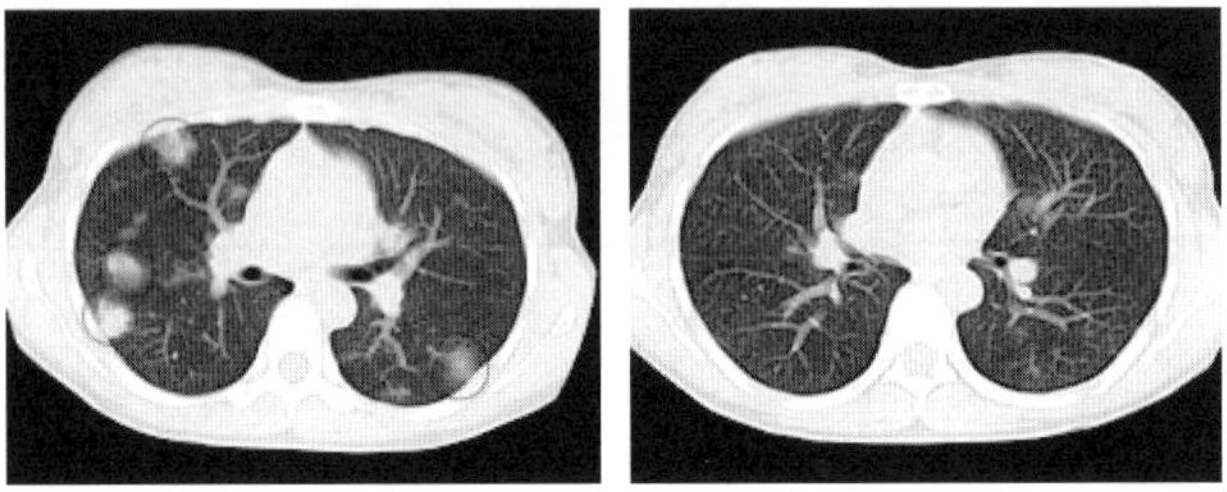

治療前CTで両肺に発生した転移がん病巣を認める（◯で囲まれた箇所）。治療後のCTではそれら病巣も消失、今後の治療効果維持が強く求められた症例である。

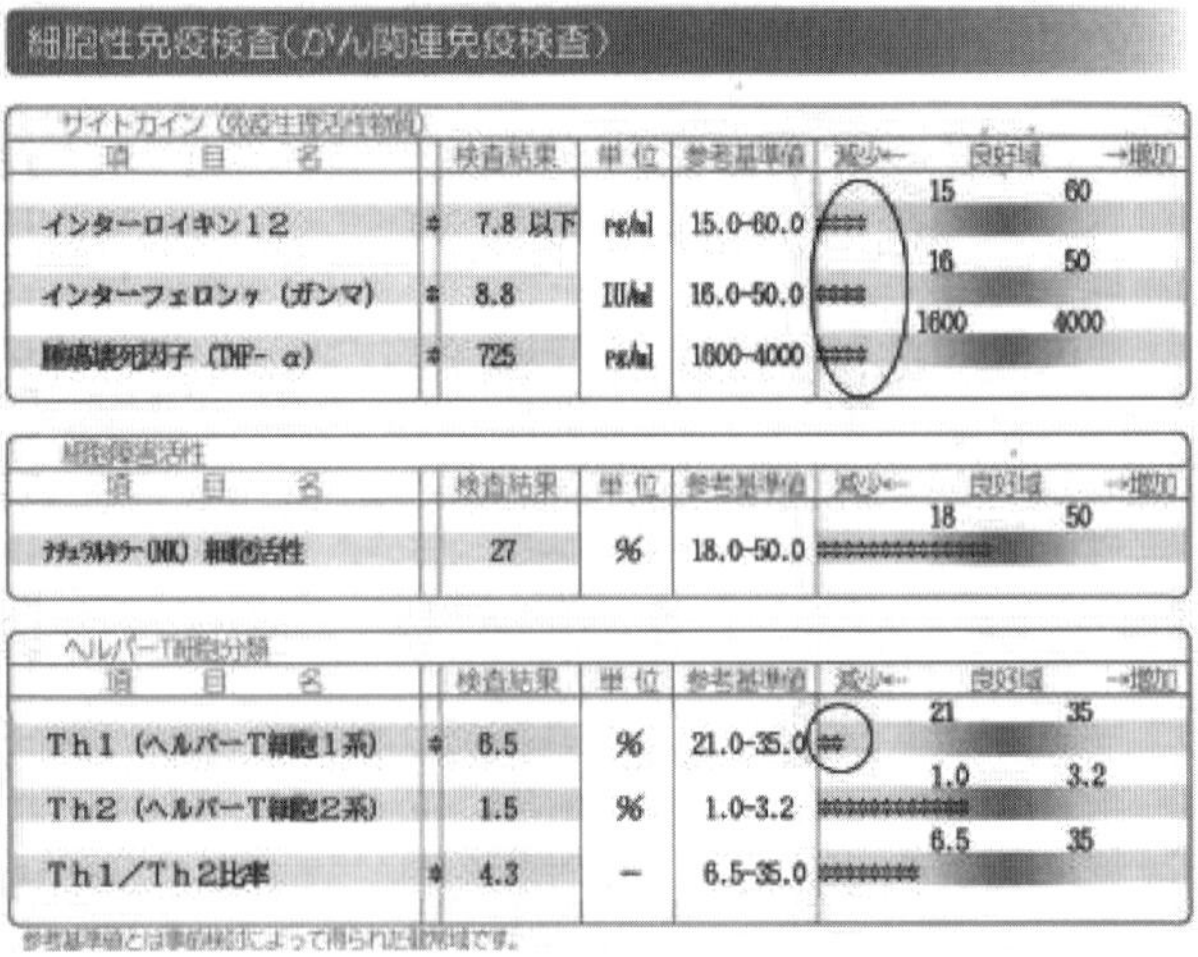

細胞性免疫検査（がん関連免疫検査）

サイトカイン（免疫生理活性物質）

項目名		検査結果	単位	参考基準値	減少← 良好域 →増加
インターロイキン12	＊	7.8 以下	pg/ml	15.0-60.0	15 60
インターフェロンγ（ガンマ）	＊	8.8	IU/ml	16.0-50.0	16 50
腫瘍壊死因子（TNF- α）	＊	725	pg/ml	1600-4000	1600 4000

細胞障害活性

項目名		検査結果	単位	参考基準値	減少← 良好域 →増加
ナチュラルキラー（NK）細胞活性		27	%	18.0-50.0	18 50

ヘルパーT細胞分類

項目名		検査結果	単位	参考基準値	減少← 良好域 →増加
Th1（ヘルパーT細胞1系）	＊	6.5	%	21.0-35.0	21 35
Th2（ヘルパーT細胞2系）		1.5	%	1.0-3.2	1.0 3.2
Th1／Th2比率	＊	4.3	−	6.5-35.0	6.5 35

参考基準値とは事前検討によって得られた範囲域です。

治療前リスクチェッカー所見：抗腫瘍効果の中心をなすサイトカイン全般に著しい低下が認められ、各種治療を行っても免疫排除が発動できない状況にあることを確認。こうした免疫疲弊の改善なくして、治療は非常に困難な症例であった。

症例4

余命1年から、再発がん腫瘍自体の増大は停止。共存状態に近い

41歳女性、子宮頸がん術後・リンパ節再発

【受診までの状況】

数年前、婦人科検診で子宮膣部の異変が指摘され、近くの婦人科にて子宮頸がん・ステージ2と診断。引き続き子宮・付属器合併切除が行われた。その後は1年ほど抗がん剤を併用したが、特段の異常所見も見当たらなかったため治療・定期診療を中断。

その後、職場検診で再び異常が指摘され、かかりつけ病院を受診。その結果「子宮頸がん再発、大動脈リンパ節転移。残り余命は1年程度」との説明を受けた。さらに腫大したがん腫瘍は左尿管も圧迫し、水腎症を併発していた。

この時点で弊院外来を受診。即座にリスクチェッカー検査を実施。それにより抗がん性サイトカインの著しい低下と、予後不良を示すヘルパーT細胞2系（Th2）比率の異常上昇が認められた。

【治療ポイントの抽出】

❶サイトカイン減少による著しい免疫疲弊状況↓サイトカイン誘導治療としてCS―82MD内服

❷免疫学的ながん細胞除去促進にアポトーシス誘導を実施↓AMD内服

❸残存がんのペプチド認識を促すため、MHCクラスⅠ抗原複合体の発現を増強↓内因性ペプチド誘導治療を併用

【治療と経過】

以上の治療を実施、およそ6カ月後の画像を示す。リンパ節転移・がん腫瘍の消滅は確認できないが、再発がん腫瘍自体の増大は停止。併発した水腎症も改善傾向にあり、共存状態に近いと判断。引き続き注意深い定期観察を指示。

症例4

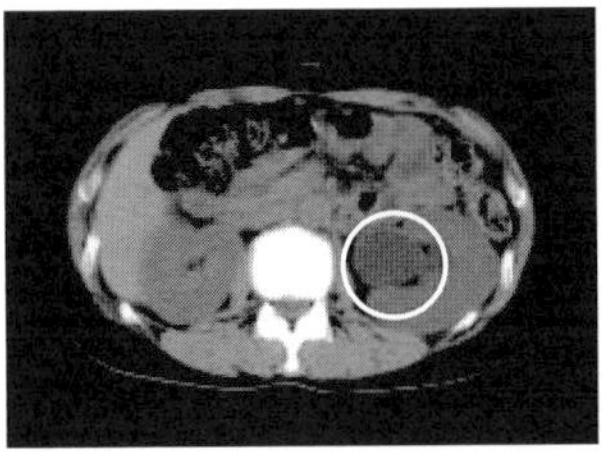

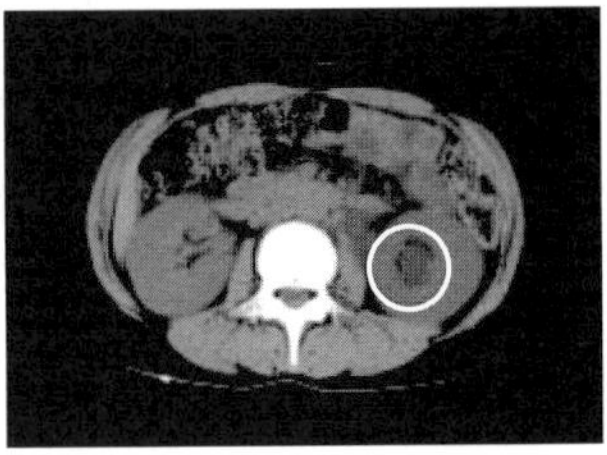

治療前ＣＴでは、左腎（画像では右側）に排出不良となった尿の貯留部分が大きく残っていた。腎臓より下流の領域でがん腫瘍によって尿がせき止められ、いわゆる水腎症の状況である。治療後のＣＴでは、こうした尿の貯留部分も改善傾向を見せ、がん腫瘍に改善が認められつつある状況が示唆された。

細胞性免疫検査（がん関連免疫検査）

サイトカイン（免疫生理活性物質）

項目名		検査結果	単位	参考基準値	減少← 良好域 →増加
インターロイキン12	＊	7.8 以下	pg/ml	15.0-60.0	15　60
インターフェロンγ（ガンマ）	＊	10.0	IU/ml	16.0-50.0	16　50
腫瘍壊死因子（TNF-α）	＊	1441	pg/ml	1600-4000	1600　4000

細胞障害活性

項目名		検査結果	単位	参考基準値	減少← 良好域 →増加
ナチュラルキラー（NK）細胞活性		40	%	18.0-50.0	18　50

ヘルパーT細胞分類

項目名		検査結果	単位	参考基準値	減少← 良好域 →増加
Ｔｈ１（ヘルパーT細胞1系）	＊	6.5	%	21.0-35.0	21　35
Ｔｈ２（ヘルパーT細胞2系）	＊	4.1	%	1.0-3.2	1.0　3.2
Ｔｈ１／Ｔｈ２比率	＊	1.6	−	6.5-35.0	6.5　35

参考基準値とは事前検査によって得られた健常域です。

治療前リスクチェッカー所見：抗がん性サイトカイン全般の低下と、予後不良を指し示すＴｈ２の上昇を認めた。こうした免疫疲弊の状態は、がん細胞を除去する免疫機能も全く働かず、多くの治療に抵抗性が出現しているものと考えられた。即座に改善策を盛り込んだ複合免疫治療が必須と判断した。

症例5

咽頭部にあったがん腫瘍はかなり縮小

61歳男性、上咽頭がん・手術不能例

【受診までの状況】

鼻血と耳の閉塞感を自覚、近くの耳鼻科クリニックを受診。簡易ファイバースコープ検査でのどの腫瘍が疑われ、大学病院を紹介された。そこの精密検査によって上咽頭がんとの確定診断を受ける。診断時、その進行度からは手術不可能と判断、放射線治療を受けたものの、2カ月程度で再びがん腫瘍が増大。その時点で「今後チューブによる栄養摂取、さらには気管切開による呼吸機能の維持が必要」との説明を受け意気消沈。

この時期になって、弊院の患者さんの紹介にて弊院外来を受診となった。初診時のがん腫瘍の直径はおよそ4㎝。食事の飲み込み障害も発生していた。そこで即座にリスクチェッカー検査を実施。それにより抗がん性サイトカインの著しい増加（サイトカインストーム・リンパ球失調）を確認。

【治療ポイントの抽出】

❶ＣＩＮ（染色体不安定性）を疑う状況↓リンパ球安定化策としてＤ―12内服指示

❷腫瘍の早期縮小を目指したアポトーシス誘導を図る↓ＡＭＤ内服

【治療と経過】

治療開始およそ１カ月経過の時点で徐々にのどの症状は改善、３カ月経過時点では症状もほぼ消失した。ＣＴ画像は治療開始６カ月の所見だが、咽頭部にあったがん腫瘍はずいぶんと縮小。引き続き定期的観察を指示した。

症例 5

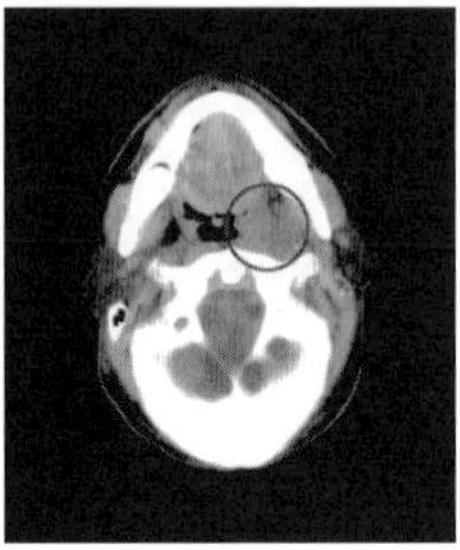 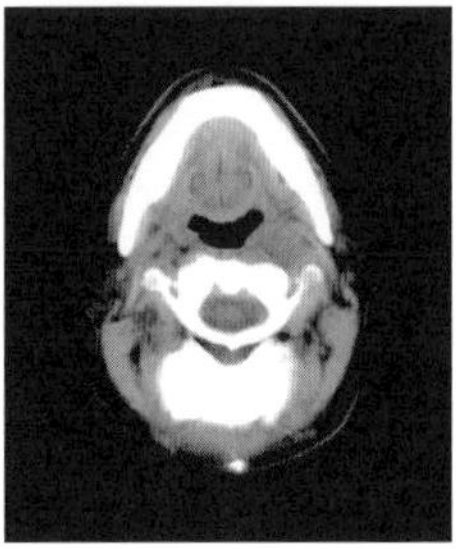

治療前CTでは◯で囲んだ部分にがん腫瘍の増大を認め、そのうえに位置する咽頭部分に大きくせり出していた。治療後はそのがん腫瘍も縮小し、食物通過や呼吸状況に改善が認められた。ただ、画像上はがん細胞の完全消失には至っておらず、共存状況として引き続き経過観察とした。

細胞性免疫検査(がん関連免疫検査)

サイトカイン(免疫生理活性物質)

項目名		検査結果	単位	参考基準値	減少← 良好域 →増加
インターロイキン12	*	7.8 以下	pg/ml	15.0-60.0	15 60
インターフェロンγ(ガンマ)	*	8.5	IU/ml	16.0-50.0	16 50
腫瘍壊死因子(TNF-α)	*	725	pg/ml	1600-4000	1600 4000

細胞障害活性

項目名		検査結果	単位	参考基準値	減少← 良好域 →増加
ナチュラルキラー(NK)細胞活性		40	%	18.0-50.0	18 50

ヘルパーT細胞分類

項目名		検査結果	単位	参考基準値	減少← 良好域 →増加
Th1(ヘルパーT細胞1系)	*	18	%	21.0-35.0	21 35
Th2(ヘルパーT細胞2系)		2.8	%	1.0-3.2	1.0 3.2
Th1/Th2比率	*	6.4	—	6.5-35.0	6.5 35

参考基準値とは事前検討によって得られた健常域です。

治療前リスクチェッカー所見：抗腫瘍性サイトカイン全般が著しく低下して、免疫学的ながん細胞除去能力はほぼ消失。このようなケースでは、よりいっそうの強化治療が望まれる。

症例6

転移した肝臓がんは6カ月後、ほぼ消失

62歳女性、食道がん術後・多発性肝転移

【受診までの状況】

食道がんの手術を診療の3年前に実施、その後経過観察中に肝臓転移が発見された。全身抗がん剤治療を実施したが効果はなく、多発性に進行・増大してしまったケースである。その時点で主治医より「これ以上の手立てなし」との説明を受け、弊院外来を受診となった。

即座にがん免疫の状況を詳細に調べるリスクチェッカー検査を実施。それにより抗がん性サイトカインの著しい低下（長期間のがん細胞に対する免疫応答によりリンパ球機能が著しく低下した疲弊状態）と、ヘルパーT細胞2系（Th2）比率の異常上昇を確認。

【治療ポイントの抽出】

❶サイトカイン減少による免疫疲弊↓サイトカイン誘導治療としてCS—82MD内服

❷免疫学的がん細胞除去促進を図り、アポトーシス誘導を促進↓AMD内服
❸残存がんの効率よい認識補足のため、MHCクラスI抗原複合体の発現増強↓内因性ペプチド誘導治療を併用

【治療と経過】

およそ6カ月経過後、弊院外来での内服・点滴治療はすべて終了。その時点で肝臓に再発したがん腫瘍はほぼ消失。引き続き3カ月ごとの画像診断検査、6カ月ごとのリスクチェッカー検査併用を指示した。

症例６

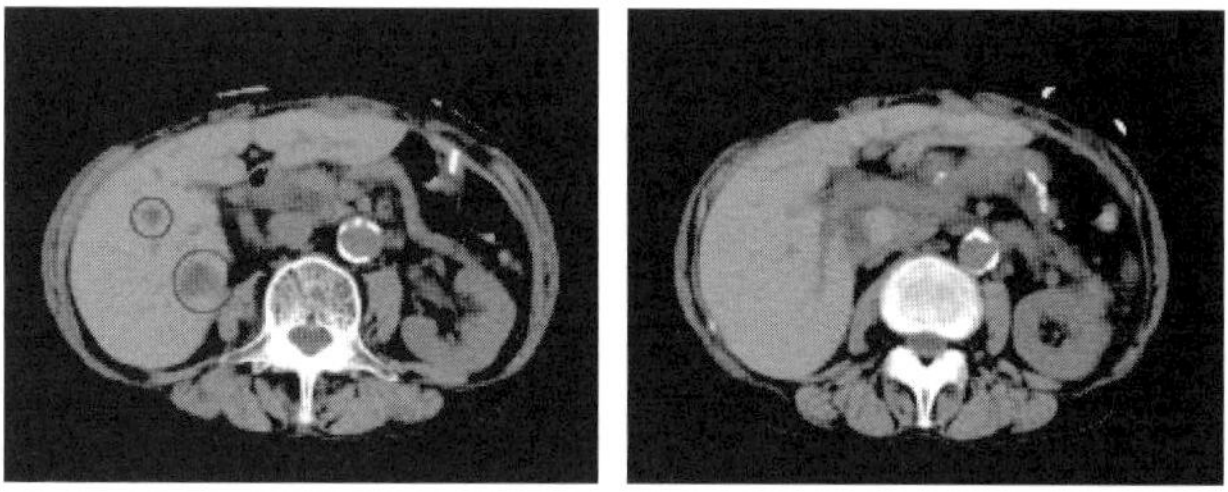

治療前ＣＴでは、肝臓の右葉に２カ所ほどがんの転移病巣が認められた。治療後は、そうした転移がん病巣もほぼ消失。がん細胞除去治療が奏功した状態である。もちろん、引き続き定期的チェックが必要であることは言うまでもない。

細胞性免疫検査（がん関連免疫検査）

サイトカイン（免疫生理活性物質）

項目名		検査結果	単位	参考基準値	減少← 良好域 →増加
インターロイキン１２	*	7.8 以下	pg/ml	15.0-60.0	15 60
インターフェロンγ（ガンマ）	*	8.3	IU/ml	16.0-50.0	16 50
腫瘍壊死因子（TNF- α）		2578	pg/ml	1800-4000	1800 4000

細胞障害活性

項目名		検査結果	単位	参考基準値	減少← 良好域 →増加
ナチュラルキラー（NK）細胞活性	*	63	%	18.0-50.0	18 50

ヘルパーT細胞分類

項目名		検査結果	単位	参考基準値	減少← 良好域 →増加
Ｔｈ１（ヘルパーT細胞１系）		37.3	%	21.0-35.0	21 35
Ｔｈ２（ヘルパーT細胞２系）	*	5.7	%	1.0-3.2	1.0 3.2
Ｔｈ１／Ｔｈ２比率		6.5	−	6.5-35.0	6.5 35

参考基準値とは事前検討によって得られた範囲値です。

治療前リスクチェッカー所見：抗腫瘍性サイトカインが著しく減少し、免疫疲弊（免疫枯渇現象）を認めた。また、Ｔｈ２の上昇は予後不良を強く示すものであり、早急なる複合治療への対応が求められた。

症例7

治療前に存在していた骨盤内のリンパ節転移はほぼ消滅

前立腺がん術後・局所再発

【受診までの状況】

排尿困難を自覚したが近所のクリニックで単なる前立腺肥大と判断され2年が経過してしまったケース。その後の症状悪化は著しく、総合病院の泌尿器科受診後、速やかに手術が実施された。引き続きホルモン療法も併用されたが、1年ほど経過した時点で再発。腫瘍マーカーの著しい上昇も止められなかった。やむなく友人に薦められたサプリメント類も試すが、状況に大きな変化は現れず、主治医からもやんわりと今後の余命経過について説明がなされた。

この時点で弊院外来を受診、即座にリスクチェッカー検査を行い、抗がん性サイトカインの著しい低下（長期間にわたるがん細胞との免疫応答によるリンパ球機能の疲弊状態）と、ヘルパーT細胞2系（Ｔｈ2）比率の上昇を確認。

【治療ポイントの抽出】

❶サイトカイン減少による免疫疲弊状態→サイトカイン誘導治療としてCS—82MD内服

❷免疫学的がん細胞除去を目的としてアポトーシス誘導を促進→AMD内服

❸残存がんの効率よい認識・補足のため、MHCクラスI抗原複合体の発現増強を図る→内因性ペプチド誘導治療を併用

【治療と経過】

提示した下腹部CT写真は治療終了後およそ3カ月経過時点のもの。治療前に存在していた骨盤内のリンパ節転移はほぼ消滅していた。引き続き6カ月ごとの画像検査と、リスクチェッカー検査併用による経過観察・通院を指示した。

症例７

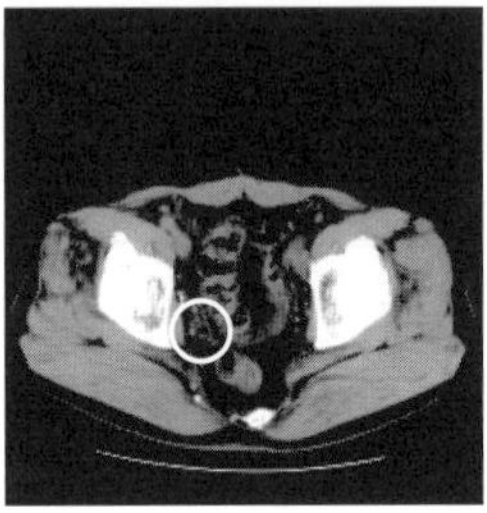

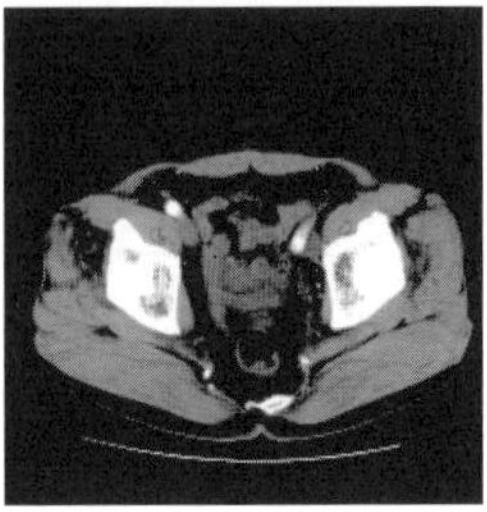

治療前ＣＴでは、骨盤底部（◯で囲まれた部分）にリンパ節転移として腫れたがん病巣が数個認められた。治療後のＣＴでは、これらのリンパ節腫脹もほぼ消失、実施したがん細胞除去治療が奏功したものと判断された。

細胞性免疫検査（がん関連免疫検査）

サイトカイン（免疫生理活性物質）

項目名		検査結果	単位	参考基準値	減少←　良好域　→増加
インターロイキン１２	＊	7.8 以下	pg/ml	15.0-60.0	15　60
インターフェロンγ（ガンマ）	＊	10.2	IU/ml	16.0-50.0	16　50
腫瘍壊死因子（TNF- α）	＊	1443	pg/ml	1600-4000	1600　4000

細胞障害活性

項目名		検査結果	単位	参考基準値	減少←　良好域　→増加
ナチュラルキラー(NK) 細胞活性	＊	2	%	18.0-50.0	18　50

ヘルパーT細胞分類

項目名		検査結果	単位	参考基準値	減少←　良好域　→増加
Ｔｈ１（ヘルパーT細胞１系）	＊	16.9	%	21.0-35.0	21　35
Ｔｈ２（ヘルパーT細胞２系）	＊	3.4	%	1.0-3.2	1.0　3.2
Ｔｈ１／Ｔｈ２比率	＊	5	―	6.5-35.0	6.5　35

参考基準値とは事前検討によって得られた健常域です。

治療前リスクチェッカー所見：抗腫瘍効果の中心となるサイトカイン全般に低下を認め、サプリメント類乱用による免疫疲弊（免疫枯渇現象）の発生を確認。また、Ｔｈ２比率の上昇は予後不良を強く示唆し、早急なる対応が求められた。

症例8

肝臓に多発した転移がんはほぼ消滅し、マーカー値も正常化

64歳男性、大腸がん術後・多発性肝転移

【受診までの状況】

大腸がん（S状結腸）の診断にて弊院診療の2年前に手術を実施。手術後およそ3カ月を経過した時点から腫瘍マーカーの再上昇を認め、点滴による全身抗がん剤治療を開始。しかしなんら治療効果は現れず、抗がん剤治療開始3カ月後には多発性の肝転移も出現。副作用も非常に強かったため、この時点で主治医からその後の治療断念を告げられた。やむなく雑誌で見かけた食事療法やリンパ球療法、高濃度ビタミンC治療も併用するも治るはずはなく弊院外来を受診。

まずはリスクチェッカー検査を実施。それにより抗がん性サイトカインの著しい低下とヘルパーT細胞2系（Th2）比率の上昇を確認。

【治療ポイントの抽出】

❶サイトカイン減少による免疫疲弊所見→サイトカイン誘導治療としてCS―82MD内服

❷免疫学的がん細胞除去（アポトーシス反応）促進を図る→AMD内服

❸残存がんのMHCクラスⅠ抗原複合体の発現増強を図る→内因性ペプチド誘導治療を併用

【治療と経過】

提示したCTは一連の免疫治療・ミトコンドリア治療実施後、およそ6カ月を経過した時点のもの。画像上、肝臓に多発した転移がんはほぼ消滅し、マーカー値も正常化。がん細胞の消失・共存を目指し引き続き経過観察が必要であると指示。

症例8

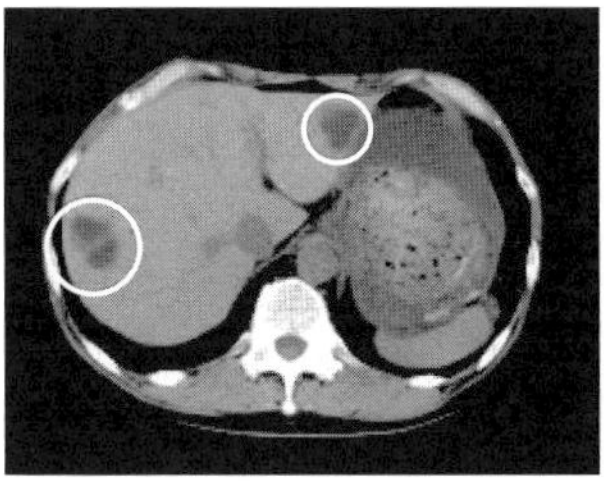

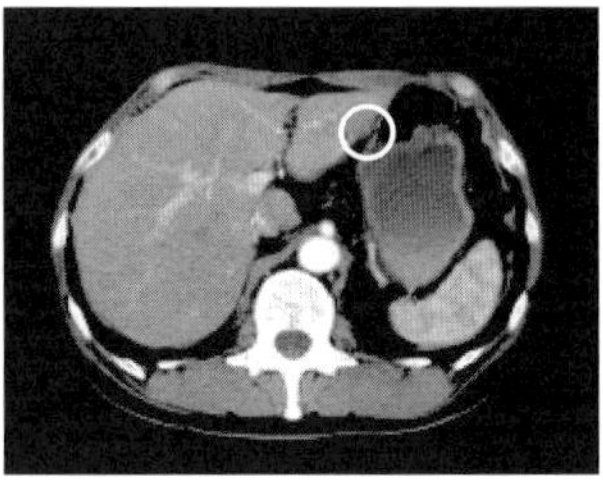

治療前ＣＴでは、肝臓の左右に存在する肝転移病巣を認めた。治療後は◯で囲んだ一部分に残存がん腫瘍を認めたが、その広がりは大幅に縮小しており、今後の共存・根治へ向けた治療継続が望まれた。

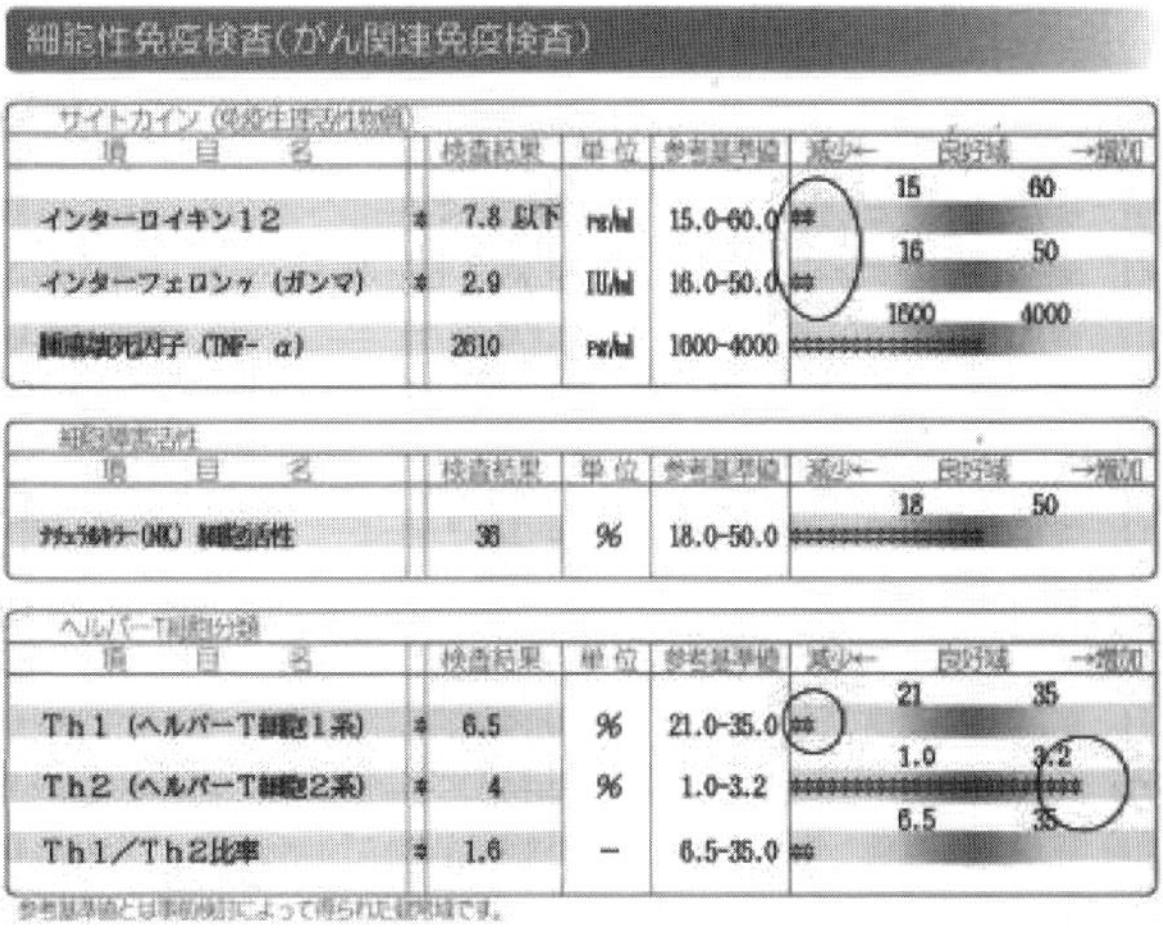

細胞性免疫検査（がん関連免疫検査）

サイトカイン（免疫生理活性物質）

項目名		検査結果	単位	参考基準値	減少← 良好域 →増加
インターロイキン１２	＊	7.8 以下	pg/ml	15.0-60.0	15 60
インターフェロンγ（ガンマ）	＊	2.9	IU/ml	16.0-50.0	16 50
腫瘍壊死因子（TNF- α）		2610	pg/ml	1600-4000	1600 4000

細胞障害活性

項目名		検査結果	単位	参考基準値	減少← 良好域 →増加
ナチュラルキラー（NK）細胞活性		36	%	18.0-50.0	18 50

ヘルパーT細胞分類

項目名		検査結果	単位	参考基準値	減少← 良好域 →増加
Ｔｈ１（ヘルパーT細胞１系）	＊	6.5	%	21.0-35.0	21 35
Ｔｈ２（ヘルパーT細胞２系）	＊	4	%	1.0-3.2	1.0 3.2
Ｔｈ１／Ｔｈ２比率	＊	1.6	－	6.5-35.0	6.5 35

参考基準値とは事前検討によって得られた健常域です。

治療前リスクチェッカー所見：抗腫瘍効果を反映するサイトカインの著しい低下を認め、こうした免疫疲弊の状況下での病状改善は難しいことを示していた。また、Ｔｈ２比率の増加は予後不良を示すものであり、早急なるがん細胞除去治療の実施が望まれた症例である。

症例9

余命宣告から治療が著効、さらなる改善を目指す

58歳男性、膵臓がん術後・多発性肝転移

【受診までの状況】

弊院受診の2年前、人間ドックにて膵臓の腫瘤を指摘。その後に紹介された大学病院で膵臓がんとの診断を受け手術を行った。経過は順調そうに見えたが、1年ほど経過時点で肝臓に多発性の転移がんが出現。やむなく延命を目指し、抗がん剤（ジェムザール、TS―1）併用を行うも著効なく、徐々に病状は進行。

その後かかりつけ医より余命説明や、将来のホスピス予約を薦められるようになり、愕然として弊院外来を受診。この時点で肝転移したがん腫瘍は数十カ所に増え、腫瘍マーカーも著しい上昇をともなっていた。

リスクチェッカー検査を実施。それにより抗がん性サイトカインの軽度バランス不良と、予後不良を示唆するヘルパーT細胞2系（Th2）比率の軽度上昇を確認。

【治療ポイントの抽出】

❶免疫学的ながん細胞除去（アポトーシス誘導）を図る↓ＡＭＤ内服

❷がん細胞の認識・補足のため、ＭＨＣクラスⅠ抗原複合体の発現増強を図る↓内因性ペプチド誘導治療を併用

【治療と経過】

治療開始６カ月後のＣＴ所見を示す。治療前には複数箇所に存在した転移性のがん腫瘍も肝臓の左葉に一部残存するのみで、治療は著効状態であった。よりいっそうの改善を目指し、内服治療の継続と経過観察を指示した。

症例9

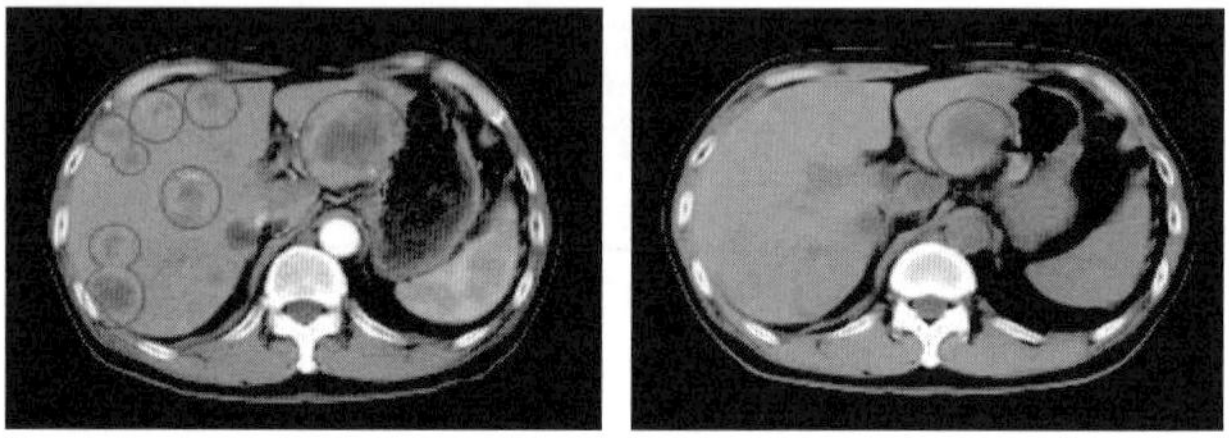

治療前CTでは、肝臓全域に広がる転移病巣を認めていた。治療後のCTでは、◯で囲まれた部分に1カ所残存を認めたが、縮小は継続していた。しばらくの治療継続によってさらなる改善が望まれる症例である。

細胞性免疫検査（がん関連免疫検査）

サイトカイン（免疫生理活性物質）

項目名		検査結果	単位	参考基準値	減少← 良好域 →増加
インターロイキン12		36	pg/ml	15.0-60.0	15 60
インターフェロンγ（ガンマ）		45.6	IU/ml	16.0-50.0	16 50
腫瘍壊死因子（TNF-α）	*	4324	pg/ml	1600-4000	1600 4000

細胞障害活性

項目名		検査結果	単位	参考基準値	減少← 良好域 →増加
ナチュラルキラー（NK）細胞活性		27	%	18.0-50.0	18 50

ヘルパーT細胞分類

項目名		検査結果	単位	参考基準値	減少← 良好域 →増加
Th1（ヘルパーT細胞1系）		54.8	%	21.0-35.0	21 35
Th2（ヘルパーT細胞2系）	*	3.5	%	1.0-3.2	1.0 3.2
Th1／Th2比率		15.7	－	6.5-35.0	6.5 35

参考基準値とは事前検討によって得られた健常域です。

治療前リスクチェッカー所見：抗がん性サイトカインの産生能は比較的良好な数値を示していた。ただ、予後不良を示すTh2比率の軽度上昇を認めたため、引き続きがん細胞除去治療の補助継続が不可欠と判断した。

症例 10

膀胱の背面に広がっていた局所再発病巣はほぼ消滅

64歳女性、直腸がん術後・局所再発

【受診までの状況】

血便を自覚するも痔だろうと自己判断し、1年以上放置。その後も出血が持続するため近医を受診し、診察によって直腸の腫瘤を指摘。紹介先の大学病院にて直腸がんと診断された。その後速やかに根治手術と人工肛門の設置が行われたが、2年後に腫瘍マーカーの急上昇が判明。精密検査によって骨盤底部の局所再発が発見された。

主治医より全身抗がん剤治療を提案され3クールほど実施するも改善なく、同時に発生した副作用に苦しんだ。この時点になり、弊院外来を受診。

まずはリスクチェッカー検査を実施し、抗がん性サイトカインの著しい低下が判明した。

【治療ポイントの抽出】

❶早急なるリンパ球刺激対応としてサイトカイン誘導治療を実施↓CS―82MD内服

❷がん細胞除去反応（アポトーシス）の誘導を促す治療を併用↓AMD内服

❸骨盤底部に広がった活動性の高い再発病巣を効果的に排除するためMHCクラスI抗原複合体の発現増強を図る↓内因性ペプチド誘導治療を併用

【治療と経過】

6カ月間の治療終了後およそ2カ月目のCT所見を示す。膀胱の背面に広がっていた局所再発病巣はほぼ消滅。引き続き注意深く経過観察を指示した。

症例10

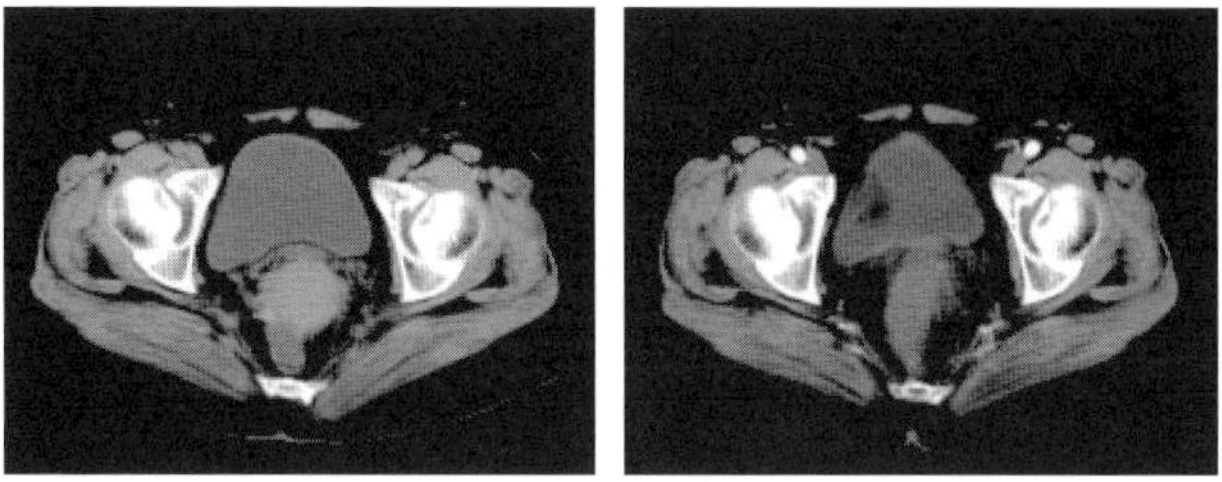

治療前ＣＴでは、過去に切除された直腸部分に新たながん病巣の成長が認められた。大きさは5㎝程度で、周辺の組織と固着している様子がうかがえる。治療後の画像では、こうした再発がん病巣もすべて消失。引き続き経過観察を行った症例である。

細胞性免疫検査（がん関連免疫検査）

サイトカイン（免疫生理活性物質）

項目名		検査結果	単位	参考基準値	減少← 良好域 →増加
インターロイキン１２	*	7.8 以下	pg/ml	15.0-60.0	15 60
インターフェロンγ（ガンマ）	*	7.8	IU/ml	16.0-50.0	16 50
腫瘍壊死因子（TNF- α）		2301	pg/ml	1600-4000	1600 4000

細胞障害活性

項目名		検査結果	単位	参考基準値	減少← 良好域 →増加
ナチュラルキラー(NK) 細胞活性	*	58	%	18.0-50.0	18 50

ヘルパーT細胞分類

項目名	検査結果	単位	参考基準値	減少← 良好域 →増加
Ｔｈ１（ヘルパーT細胞１系）	26.4	%	21.0-35.0	21 35
Ｔｈ２（ヘルパーT細胞２系）	2.5	%	1.0-3.2	1.0 3.2
Ｔｈ１／Ｔｈ２比率	10.6	−	6.5-35.0	6.5 35

参考基準値とは事前検討によって得られた健常域です。

治療前リスクチェッカー所見：抗がん性サイトカインに著しい低下が認められ、免疫疲弊によるがん排除機能の消失が推測された。この状況ではがん腫瘍の免疫排除は得られないと考え、がん細胞除去治療を強力に推し進めた。

症例11

大幅に縮小したがん腫瘍と共存状況にある

54歳男性、肺がん・手術不能例

【受診までの状況】

受診の半年ほど前から頑固な咳を自覚。職場検診でも肺の異常所見を指摘されたため、紹介状を持って近くの総合病院を受診。その結果は肺がんと診断。がん腫瘍の大きさとその位置関係から根治手術は困難と説明され、延命治療として抗がん剤の全身投与を薦められた。しかしながら抗がん剤に疑問を持つようになり、根治性へ期待も込めて弊院外来を受診。

即座にがん免疫の状況を詳細に調べるリスクチェッカーを実施。それにより著しい抗がん性サイトカインの低下（長期間にわたるがん細胞との免疫応答によりリンパ球機能が著しく低下・疲弊状態にあること）と、NK細胞活性の異常上昇、ならびに予後不良マーカーとしてのヘルパーT細胞2系の高度上昇を確認。次なる治療ポイントが抽出された。

【治療ポイントの抽出】

❶サイトカイン減少による、抗がん性免疫力の欠如↓サイトカイン誘導としてCS—82MD内服

❷免疫学的ながん細胞除去を図るためアポトーシスを誘導↓AMD内服

❸残存するがん細胞を効率よく認識・補足するため、MHCクラスI抗原複合体の発現増強を図る↓内因性ペプチド誘導治療を併用

【治療と経過】

医療倫理的には、まず抗がん剤治療を実施すべきケースだが、ご本人が抗がん剤治療を拒否し、その代替治療案もないことを勘案し、危険回避として免疫治療を実施した。

免疫治療を実施し半年後のCTを見ると幸いにも治療は奏功し、大幅ながん腫瘍の縮小と引き続き共存状況にあることが確認した。もうしばらく経過を観察するよう指示した症例である。

症例11

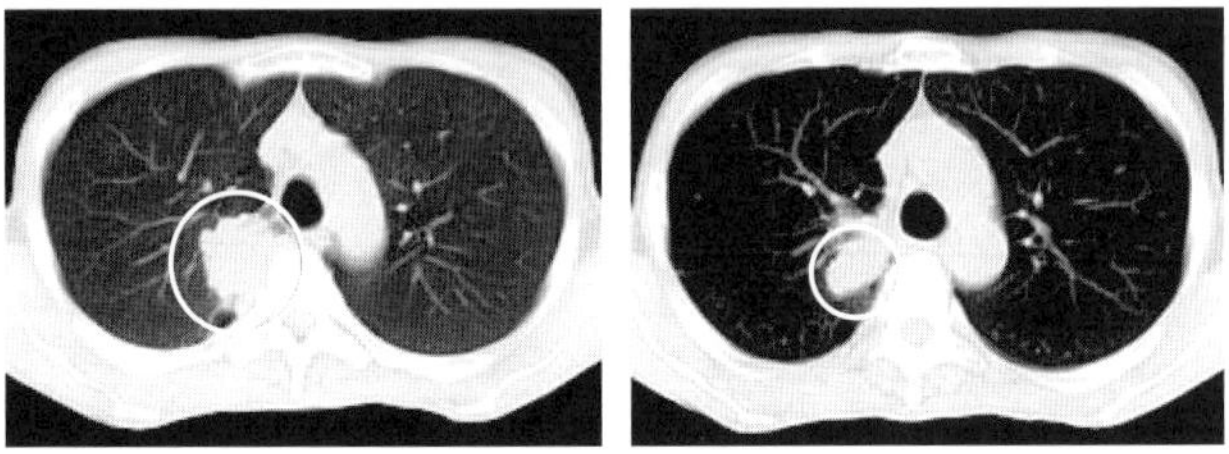

治療前CTでは、右肺（画像では左側）の背面に大きながん腫瘍を認めた。そのがんの一部は胸膜・肋骨にも浸潤し、手術による完全摘出がほとんど不可能と判断されていた。治療後CTではそのがん腫瘍も見事に縮小し、引き続き経過観察中である。

細胞性免疫検査（がん関連免疫検査）

サイトカイン（免疫生理活性物質）

項目名		検査結果	単位	参考基準値	減少← 良好域 →増加
インターロイキン12		28	pg/ml	15.0-60.0	15 60
インターフェロンγ（ガンマ）	＊	8.8	IU/ml	16.0-50.0	16 50
腫瘍壊死因子（TNF-α）	＊	558	pg/ml	1600-4000	1600 4000

細胞障害活性

項目名		検査結果	単位	参考基準値	減少← 良好域 →増加
ナチュラルキラー（NK）細胞の活性	＊	65	%	18.0-50.0	18 50

ヘルパーT細胞分類

項目名		検査結果	単位	参考基準値	減少← 良好域 →増加
Th1（ヘルパーT細胞1系）		38.8	%	21.0-35.0	21 35
Th2（ヘルパーT細胞2系）	＊	6.1	%	1.0-3.2	1.0 3.2
Th1／Th2比率	＊	6.4	−	6.5-35.0	6.5 35

参考基準値とは事前検討によって得られた健常域です。

治療前リスクチェッカー所見：抗がん性サイトカインに著しい低下が認められ、免疫疲弊（免疫枯渇現象）によるがん排除能力の欠如が強く疑われた。また、ヘルパーTh2比率の上昇は予後不良を思わせ、早急なるがん細胞除去治療が望まれた。

症例 12

「手術は不可能、延命治療のみ」と言われたが……

65歳男性、肺がん・ろっ骨転移

【受診までの状況】

頑固な気管支炎にかかり、近医を受診した際の胸部レントゲン写真で右肺の異常を指摘されたケース。所見的に肺がんが強く疑われたため地域の大学病院を紹介受診、そこで引き続き精密検査を行った。最終的な診断結果は「肺腺がん、及び隣接したろっ骨への浸潤」であった。既に肺ならびに胸膜を越えてろっ骨への他臓器浸潤があるため、「手術は不可能で延命対策の抗がん剤治療のみ」との説明であった。

以前、親戚が抗がん剤の副作用で苦しんだ末、壮絶な最期を迎えた記憶から一切の治療を中止。その後は自身で弊院を調べて外来を受診となる。

即座にリスクチェッカー検査を実施。それにより抗がん性サイトカインの著しい減少が認められ、抗がん性免疫応答が疲弊状態にあると確認。

【治療ポイントの抽出】

❶減少した抗がん性サイトカインによる免疫疲弊↓サイトカイン誘導治療としてCS—82MD内服

❷右肺・背面に広がるがん腫瘍の縮小排除を図るためアポトーシス誘導を促す↓AMD内服

❸急速な腫瘍増大の阻止↓内因性ペプチド誘導治療を併用

【治療と経過】

提示した治療後の写真は半年経過時点の胸部CT写真である。各種免疫検査によって異常な免疫状態の発見と改善が行われなければ非常に厳しい予後を招いたケースである。今後は再発や転移のなきよう、定期的な経過観察を指示した。

症例12

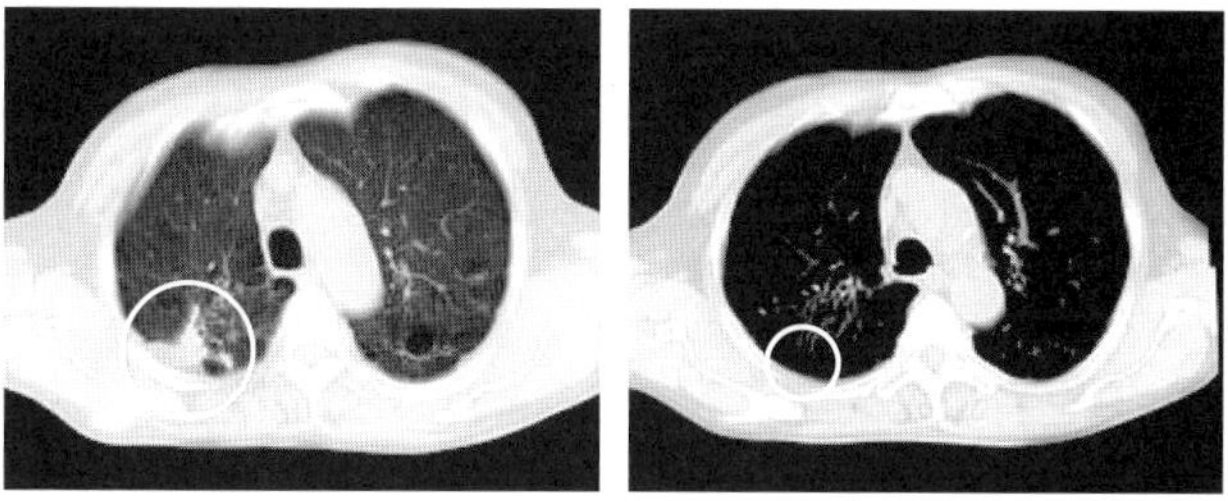

治療前ＣＴでは右肺の背側面にがん腫瘍を認め、さらにその周囲の肋骨浸潤も併発していた。この状況では、手術による根治はほとんど期待できない。ところが治療後ＣＴではがん腫瘍は大きく縮小し、手術併用も可能となった。

細胞性免疫検査（がん関連免疫検査）

サイトカイン（免疫生理活性物質）

項目名		検査結果	単位	参考基準値	減少← 良好域 →増加
インターロイキン１２	＊	7.8 以下	pg/ml	15.0-60.0	15 60
インターフェロンγ（ガンマ）		45.4	IU/ml	16.0-50.0	16 50
腫瘍壊死因子（TNF-α）	＊	442	pg/ml	1600-4000	1600 4000

細胞障害活性

項目名		検査結果	単位	参考基準値	減少← 良好域 →増加
ナチュラルキラー（NK）細胞活性		32	%	18.0-50.0	18 50

ヘルパーT細胞分類

項目名		検査結果	単位	参考基準値	減少← 良好域 →増加
Ｔｈ１（ヘルパーT細胞１系）		34.1	%	21.0-35.0	21 35
Ｔｈ２（ヘルパーT細胞２系）		0.8	%	1.0-3.2	1.0 3.2
Ｔｈ１／Ｔｈ２比率	＊	42.6	−	6.5-35.0	6.5 35

参考基準値とは事前検討によって得られた健常域です。

治療前リスクチェッカー所見：抗がん性サイトカインの低下による、がん免疫力の低下を認めた。この場合、免疫学的ながん排除能力に乏しいことが想定され、がん細胞除去治療の併用が望まれた。

症例13

治療2カ月で縮小、半年後も縮小維持

54歳女性、卵巣がん術後・局所再発

【受診までの状況】

腹部膨満を自覚し、近所の婦人科医院にて卵巣のう腫と診断、手術の目的で紹介先大学病院に入院。ところが手術前の精密検査で巨大な卵巣がんと診断を受け、およそ2カ月にわたる全身抗がん剤治療ののちに手術を行った。退院後は職場復帰も果たせたが、手術からおよそ2年後に猛烈な腹痛を自覚。

再び手術を実施した病院を受診。その時点で卵巣がんの再発。「根治は不可能だが延命対策として全身抗がん剤治療が必要」と説明され、4クールにわたる治療を実施。ところが抗がん剤耐性の強い明細胞がんであり、以後の治療は困難、ホスピスの事前予約をするよう指示された。

この時点で弊院外来を受診。再発したがん腫瘍はおよそ7㎝大、治療対策決定に向けて

即座にがん免疫の状況を詳細に調べるリスクチェッカー検査を実施。それにより抗がん性サイトカインの著しい低下（長期間にわたるがん細胞との免疫応答によりリンパ球機能が著しく低下・疲弊状態にあること）が確認された。

【治療ポイントの抽出】

❶抗がん性サイトカインの改善↓サイトカイン誘導治療としてCS—82MD内服
❷免疫学的ながん細胞除去（アポトーシス）を促進↓AMD内服
❸MHCクラスI抗原複合体の発現増強を図る↓内因性ペプチド誘導治療を併用

【治療と経過】

各種治療に抵抗性のある明細胞がんというタイプの卵巣がんであったが、治療開始2カ月程度で肉眼的な縮小が確認できるようになり、症状・腫瘍マーカーも劇的に改善。提示した6カ月経過時点のCTでも効果的縮小を保っている。経過観察中。

症例13

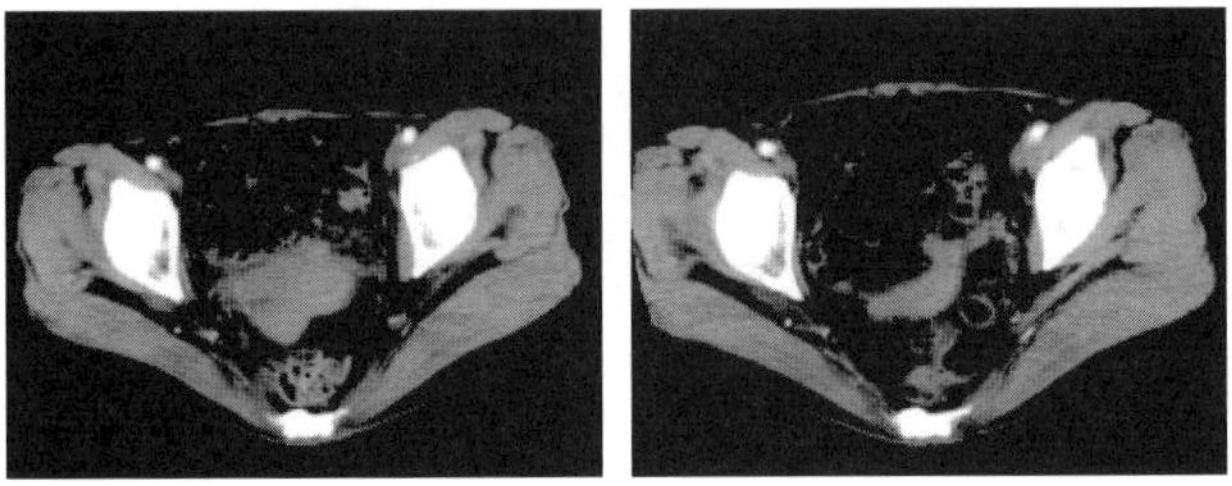

治療前CTでは、治療困難な卵巣がん（明細胞がん）の大きな局所再発が認められていた。治療後のCT画像では、70%ほどのがん腫瘍縮小が認められ、適切な治療継続によっては今後の根治も期待できる。

細胞性免疫検査（がん関連免疫検査）

サイトカイン（免疫生理活性物質）

項目名		検査結果	単位	参考基準値	減少← 良好域 →増加
インターロイキン12	＊	7.8 以下	pg/ml	15.0-60.0	15 60
インターフェロンγ（ガンマ）	＊	5.3	IU/ml	16.0-50.0	16 50
腫瘍壊死因子（TNF-α）		1800	pg/ml	1600-4000	1600 4000

細胞障害活性

項目名		検査結果	単位	参考基準値	減少← 良好域 →増加
ナチュラルキラー（NK）細胞活性	＊	55	%	18.0-50.0	18 50

ヘルパーT細胞分類

項目名		検査結果	単位	参考基準値	減少← 良好域 →増加
Th1（ヘルパーT細胞1系）		35.1	%	21.0-35.0	21 35
Th2（ヘルパーT細胞2系）		0.7	%	1.0-3.2	1.0 3.2
Th1／Th2比率	＊	50.1	−	6.5-35.0	6.5 35

参考基準値とは事前検討によって得られた健常域です。

治療前リスクチェッカー所見：抗がん性サイトカインの低下が認められ、免疫疲弊（免疫枯渇現象）によるがんの排除能力減少が想定された。またＮＫ細胞活性の上昇は、残存がんに対する免疫処理状況が行われていることを示し、がん細胞除去治療の強力な実施が望まれる。

症例14

進行の阻止・共存を目指して治療を開始。がん腫瘍が効果的に縮小

59歳男性、膵臓がん・手術不能例

【受診までの状況】

ある日突然、前触れもなく目が黄色く染まり、慌てて近所の総合病院を受診。原因は膵臓がんの進行による黄疸であった。がんは発見時に胆管から肝臓にも広がり手術適応は全くなし。まずは早急に胆汁を通過させるステントというチューブの埋め込みが必要との説明を受けた。

その治療・処置は成功し、いったん黄疸は改善するも、ほかの根治治療は一切ないとのこと。ただ漫然と抗がん剤投与を行いつつ、がん腫瘍は増大し、悪化の一途をたどっていた。

そのようなときに知人より弊院外来の紹介を受け、急遽受診となった。即座にリスクチェッカー検査を実施。それにより著しい抗がん性サイトカインの減少と予後不良を指し示すヘルパーT細胞2系（Ｔｈ２）比率の異常上昇が確認された。

【治療ポイントの抽出】

❶免疫抑制を早急に解除すべきと判断→サイトカイン関連治療としてCS—82MD・D—12内服

❷腹部病巣の成長速度遅延を目指しアポトーシス誘導を促す→AMD内服

❸活動性の高い残存がんに対しMHCクラスI抗原複合体の発現増強を図る→内因性ペプチド誘導治療を併用

【治療と経過】

非常に進行した末期の膵臓がんであったため、まずは進行の阻止・共存を目指して治療を開始。提示した写真は治療6カ月時点のものである。がん腫瘍は効果的に縮小し、現時点での増大はない。引き続き共存維持のため、注意深く経過観察中。

症例14

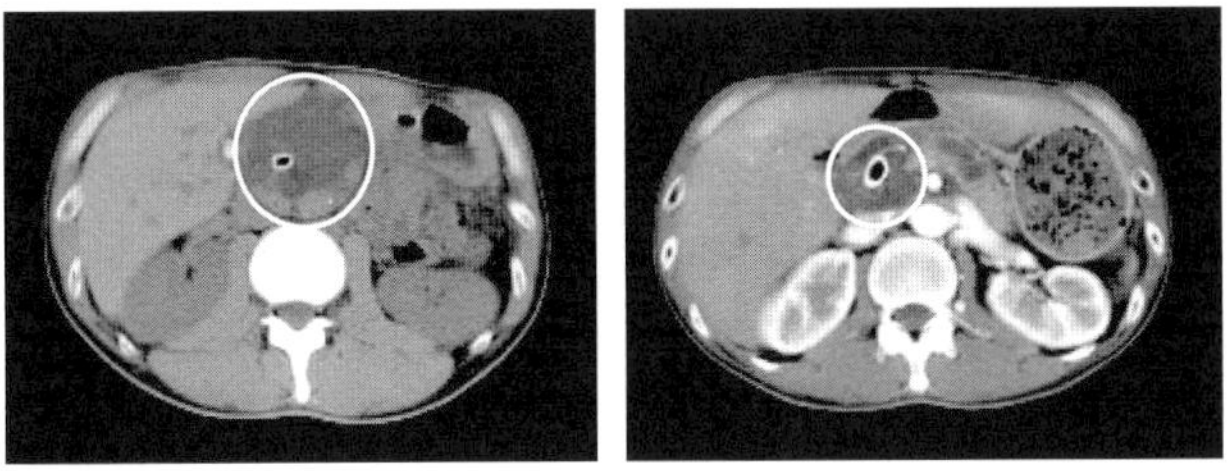

治療前ＣＴでは、ステントチューブを挿入した胆管の周りに浸潤増大した膵臓がんを容易に認めることができる。治療後のＣＴでは、ステント周囲のがん腫瘍は縮小傾向にあり、根治に向けて引き続き治療の継続が望まれた。

細胞性免疫検査（がん関連免疫検査）

サイトカイン（免疫生理活性物質）

項目名		検査結果	単位	参考基準値	減少← 良好域 →増加
インターロイキン１２	≑	7.8 以下	pg/ml	15.0-60.0	15 60
インターフェロンγ（ガンマ）	≑	5.7	IU/ml	16.0-50.0	16 50
腫瘍壊死因子（TNF- α）	≑	725	pg/ml	1600-4000	1600 4000

細胞障害活性

項目名	検査結果	単位	参考基準値	減少← 良好域 →増加
ナチュラルキラー（NK）細胞活性	27	%	18.0-50.0	18 50

ヘルパーT細胞分類

項目名		検査結果	単位	参考基準値	減少← 良好域 →増加
Ｔｈ１（ヘルパーT細胞１系）	≑	20.4	%	21.0-35.0	21 35
Ｔｈ２（ヘルパーT細胞２系）	≑	3.3	%	1.0-3.2	1.0 3.2
Ｔｈ１／Ｔｈ２比率	≑	6.2	－	6.5-35.0	6.5 35

参考基準値とは事前検討によって得られた健常域です。

治療前リスクチェッカー所見：抗がん性サイトカインに著しい低下が認められ、免疫疲弊（免疫枯渇現象）による免疫力の欠如が強く疑われた。また、Ｔｈ２細胞比率の上昇は予後不良・難治性を示唆するものと考え、早急なるがん細胞除去治療が望まれた。

症例15

がん腫瘍が大幅にサイズを縮小して共存関係を保っている

58歳女性、胆管がん・手術不能例

【受診までの状況】

大腸がんの診断にて弊院診療のおよそ5年前に根治手術を行ったケース。その後の経過観察中、昨年になって肝臓下面に異常所見が出現。精密検査によって胆管がん、肝門部リンパ節転移との診断を受けた。結局、最後のCT検査より3年が経過し、そのあいだに成長した進行性胆管がんでステージ4との最終診断。その後、抗がん剤の全身投与が検討されたが、効果も非常に低いことを説明されたためTS―1という抗がん剤内服のみで、その他治療を断念。

そのうえで各種情報を取得後、免疫治療の実施を目的に弊院外来を受診。リスクチェッカー検査を実施し、抗がん性サイトカインの低下（長期間にわたるがん細胞との免疫応答によるリンパ球機能の疲弊）が検出された。

【治療ポイントの抽出】

❶免疫疲弊状況の改善→サイトカイン誘導治療としてCS―82MD内服

❷免疫学的がん細胞除去（アポトーシス反応）の促進→AMD内服

❸活動性の非常に高い残存がんに対し、MHCクラスI抗原複合体の発現増強を図る→内因性ペプチド誘導治療を併用

【治療と経過】

上記治療の開始およそ7カ月後のCTを提示する。画像上、肝臓下面から膵臓・胆管部に発生したがん腫瘍は大幅にサイズを縮小。おおむね共存関係に至ったと判断し、引き続き経過観察中である。

症例15

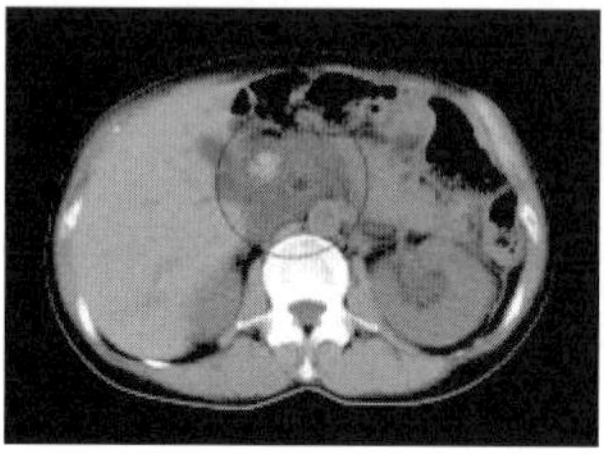 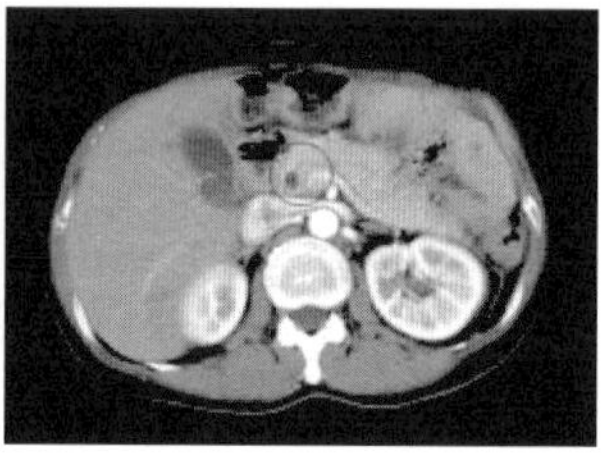

治療前ＣＴでは、胆管を取り巻く形でがん腫瘍が大きく成長しているのが見て取れる。ところが、がん細胞除去治療によってがん腫瘍は徐々に縮小。7カ月経過の時点で腫瘍は縮小固定、ほぼ共存状況に至ったものと判断した。

細胞性免疫検査（がん関連免疫検査）

サイトカイン（免疫生理活性物質）

項目名		検査結果	単位	参考基準値	減少← 良好域 →増加
インターロイキン１２	*	7.8 以下	pg/ml	15.0-60.0	15 60
インターフェロンγ（ガンマ）	*	12.5	IU/ml	16.0-50.0	16 50
腫瘍壊死因子（TNF-α）	*	1413	pg/ml	1600-4000	1600 4000

細胞障害活性

項目名		検査結果	単位	参考基準値	減少← 良好域 →増加
ナチュラルキラー（NK）細胞活性	*	67	%	18.0-50.0	18 50

ヘルパーT細胞分類

項目名		検査結果	単位	参考基準値	減少← 良好域 →増加
Ｔｈ１（ヘルパーT細胞1系）		34.1	%	21.0-35.0	21 35
Ｔｈ２（ヘルパーT細胞2系）		0.8	%	1.0-3.2	1.0 3.2
Ｔｈ１／Ｔｈ２比率	*	42.6	−	6.5-35.0	6.5 35

参考基準値とは事前検討によって得られた健常域です。

治療前リスクチェッカー所見：抗がん性サイトカインの低下による免疫疲弊を認めるが、ＮＫ細胞活性の上昇もあり、残存がんへの免疫対処能力も十分復活可能と判断、強力ながん細胞除去治療との併用が望まれた。

（補足１）症例 16-17

症例16　肺がん・手術不能症例（63歳女性）

発見の時点で手術不可能と診断され、抗がん剤治療を提案されるも、これを拒否。弊院受診後、ただちにリスクチェッカー検査とがん細胞除去治療を開始。リスクチェッカー検査では、Ｔｈ１関連サイトカインの減少（免疫疲弊）とＴｈ２比率の上昇を認め、21種の腫瘍マーカー検査では、ＣＥＡという１項目のみが上昇していた。データは治療前と治療３カ月後の数値を示す。

腫瘍マーカー項目	正常値	治療前	３カ月経過
CEA（がん胎児性抗原）	5ng/ml以下	14	1.4↓

治療開始後およそ１カ月の時点で、呼吸困難と咳が消失。

症例17　胃がん・肝転移症例（78歳男性）

発見の時点で肝転移もあり、手術不可能と診断。ただちに抗がん剤治療を行うも効果なく、症状の悪化にて中断となる。

弊院初診時にリスクチェッカー検査を行い、がん細胞除去治療を開始。リスクチェッカー検査では、Ｔｈ１関連サイトカインの減少（免疫疲弊）と、21種の腫瘍マーカー検査においてＣＥＡ、１ＣＴＰの２項目に異常値を認めた。

腫瘍マーカー項目	正常値	治療前	２カ月経過
CEA（がん胎児性抗原）	5ng/ml以下	9.8	6.6↓
1 CTP	4.5ng/ml未満	8.7	6.6↓

治療開始後およそ２カ月時点の内視鏡検査にて、腫瘍が縮小。

（補足２）症例 18-19

症例18　大腸がん・肝転移症例（77歳女性）

発見の時点で肝転移もあり手術不可能と診断されるが、腸の通過障害のために人工肛門の手術を行う。その後の抗がん剤治療も効果を示さず、３カ月の時点で中止。弊院にてリスクチェッカー検査を行い、がん細胞除去治療を開始。リスクチェッカー検査では、Ｔｈ１関連サイトカインの減少（免疫疲弊）と、21種の腫瘍マーカー検査で５項目に異常値を認めた。

腫瘍マーカー項目	正常値	治療前	２カ月経過
CEA（がん胎児性抗原）	5ng/ml以下	371	4.5↓
CA19-9	37U/ml以下	16400	52.3↓
NCC-ST-439	4.5U/ml未満	850	4.2↓
SLX	38U/ml以下	660	64↓
CA72-4	10U/ml以下	15	5.3↓

治療開始後およそ1カ月にて、自覚症状消失。

症例19　前立腺がん・手術不可能（62歳男性）

発見の時点で骨転移もあり、手術不可能と診断。ホルモン治療を薦められるも副作用が強く、２週間で拒否・中断。

弊院初診時にリスクチェッカー検査を行い、がん細胞除去治療を開始。リスクチェッカー検査では、Ｔｈ1比率の低下およびＴｈ２比率の上昇と、21種の腫瘍マーカー検査で、ＰＳＡ、γ-Ｓｍの2項目に異常値を認めた。

腫瘍マーカー項目	正常値	治療前	２カ月経過
PSA	4ng/ml以下	57.7	0.8↓
γ-Sm	4.0ng/ml以下	23	1.9↓

治療開始後およそ2週間の時点で、骨痛が消失。

（補足３）症例 20-21

症例20　膵臓がん・肝転移（70歳男性）

診断の時点で肝転移もあり、手術不可能とされた。黄疸症状の改善にステントと呼ばれる処置を実施し、退院となる。その後の治療は一切提案なく、経過観察中であった。弊院受診後にリスクチェッカー検査とがん細胞除去治療を開始。検査では、Ｔｈ１関連サイトカインの減少（免疫疲弊）とＮＫ細胞活性の低下、21種の腫瘍マーカー検査で５項目に異常値を認めた。

腫瘍マーカー項目	正常値	治療前	２カ月経過
CA19-9	37U/ml以下	505	220↓
SPan-1	30U/ml以下	130	65↓
NCC-ST-439	4.5U/ml未満	6.9	3.6↓
CA72-4	10U/ml以下	18	2.2↓
TPA	70U/l以下	100	56↓

治療開始後およそ1カ月にて、腹痛・背部痛が消失。

症例21　子宮頸がん・術後再発（45歳女性）

子宮ならびに付属器全摘手術を実施するも、血管への浸潤が残存し、２カ月後に再発してマーカーも上昇。その後は、薦められていた抗がん剤治療も断り来院された。弊院受診後にリスクチェッカー検査を行い、複合免疫治療を開始。検査では、Ｔｈ１関連サイトカインの減少（免疫疲弊）と、２項目の腫瘍マーカー検査に異常値を認めた。

腫瘍マーカー項目	正常値	治療前	２カ月経過
DUPAN-2	150U/ml以下	230	37↓
1CTP	4.5ng/ml未満	6.3	3.1↓

治療開始後およそ1カ月の時点で、下肢のむくみが消失。

（補足４） 症例治療統計

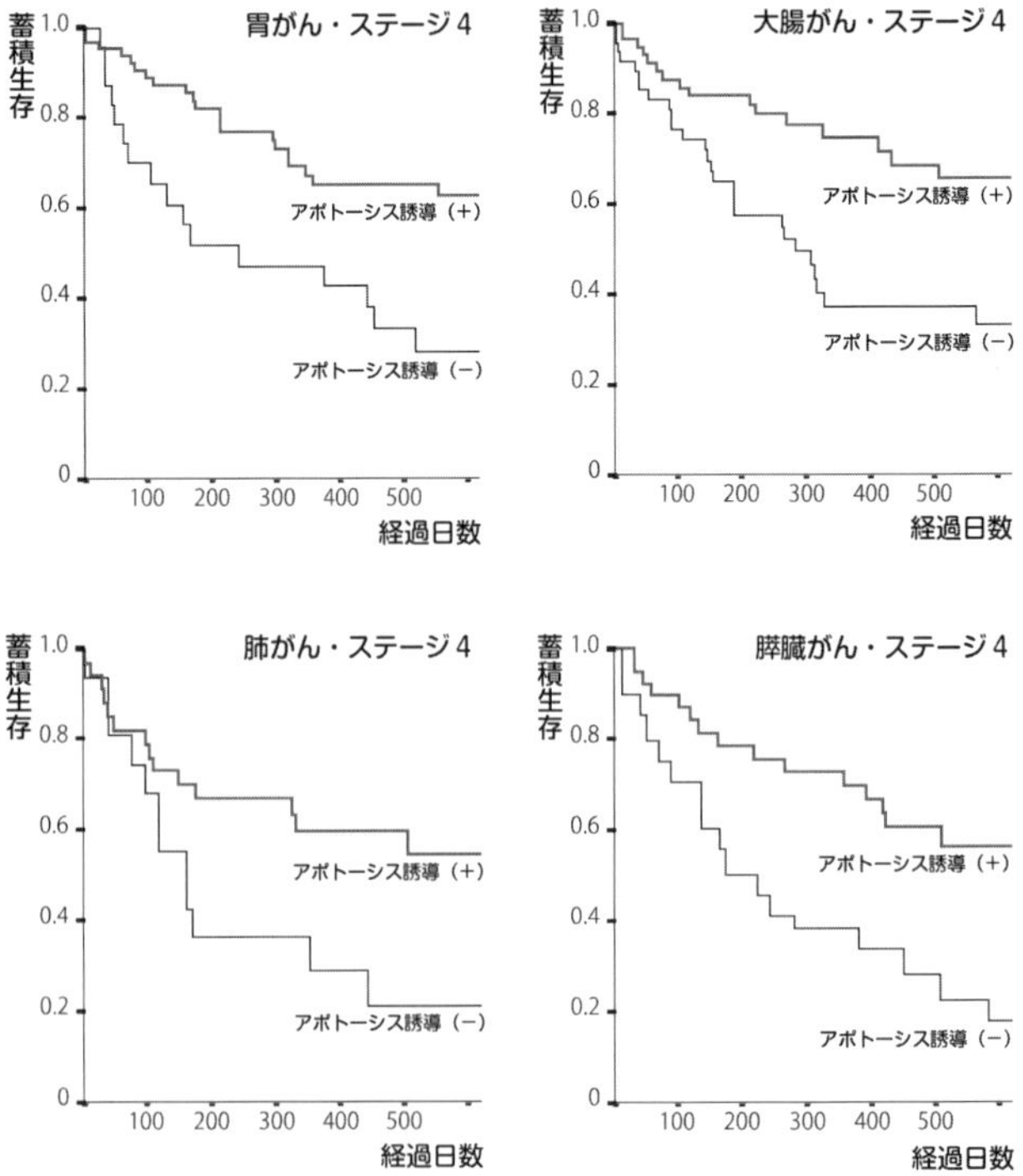

がん細胞除去治療として実施したアポトーシス誘導の治療成績。
アポトーシス誘導にはＥＳ-27（アポトーゼMD）服用を行い、
その経過中における生存率を測定した。

適切なるがん免疫治療を希望する方々に

がん細胞除去治療による劇的な改善例を見て驚かれたことだろう。実際に解説したい新たな症例は数多くあるのだが、最新情報の一刻も早い提供を優先し、全症例（補足も含む）の内容は宇野克明医師の著書『がん治療　３つの新戦略』に掲載したものに若干の修正を施して紹介することとした。

さて、ここまで読まれて、最新のがん免疫治療としての『がん細胞除去治療』に関心を持たれた方もいらっしゃることだろう。そこで最後にもう一度、是非ご理解を願いたい点を書いておく。

本書では、〝こんな改善がみられた〟〝見放されたがんがこんなに良くなった〟的な表現を敢えて慎んだ。なぜなら治療で功を奏したケースでさえ、その人固有の体質に実際の治療内容がうまく合致した成果かもしれないからだ。がんの病状は千差万別。治療を開始した時期が早いケースも、遅すぎたケースもさまざまだ。医療チームが実践するがん免疫治療は純然たる医療行為であって、神ワザではない。一例一例の症例に対し、謙虚な気持ちを忘れず〝まずは進行を遅らせよう。その結果良好な改善を認めたなら、次はがんの成長を留まらせて共存へと持ち込もう……〟。常にこうした初心を忘れない姿勢で治療にあたることが基本原則だ。そのうえでよりいっそうがんを縮小せしめたなら……、さらに努力して治癒を目指す。そして幸運にもがんが消滅したなら……、けっして慌てることなく〝治癒〟と宣言できるころまで付き合ってもらおう。なぜなら治療後の再発・転移がないことを確認せずして、最終の診断も下せないからである。

是非、いまという時間、そして可能性を大切に過ごしていただきたい。

あとがきに代えて

医療法人社団東京ＭＩＴ・理事長
宇野克明

２０２０年春からのコロナ禍が、長きにわたって続くなかでの久々の書籍発刊です。正しくは、自身として初の取材・インタビュー形式での発刊となりました。

慣れない、そして些か照れるインタビューも半年を過ぎるころ、これまで感じたことのないさまざまな感慨も浮かんでまいりました。

ふと気づくと、がん免疫研究を開始して35年の月日が経過していたのです。

振り返ってみると開始した当初は、時の主流であった免疫刺激系薬剤などの検討が、抗腫瘍性サイトカインを経て、免疫疲弊、そしてサイトカインストーム研究へと移っていった過渡期にありました。そのなかで、多くの治療経験を積む機会に恵まれたのです。続いて大学恩師のご指導により、がん免疫の源流対策となった「MHC分子研究」と、精密免疫検査システム「リスクチェッカー」の開発に至ることもできました。いまに至るエビデンスベースのがん免疫治療『がん細胞除去治療』の原点がそこにあったのです。

その後、診療の場を横浜から現在の東京駅前に移すことになり、新たに受けたお誘いが、細胞老化・インフラメイジング（炎症性老化）に関する研究でした。一時は、がん免疫治療との関連性を思い躊躇しましたが、〝人生に無駄はなし〟。おかげで、がんに対するインフラメイジング対処『若化医療』の完成にもつながりました。

もちろん、これまで治療に携わらせていただいた貴重な2万9000余症例。その皆さまがたに支えられての〝いま〟であり、そうした経験すべてが新たな〝いまの朗報〟につながったものと信じて疑いません。

そうした集大成を、今般の取材を通じてお話し致した次第です。なお、なにかのご参考にと、僭越ながらこれまでの参考文献も末尾スペースに掲載していただきました。なにかの折りにでもご活用いただきつつ、どうか皆さまもくれぐれもご自愛くださいませ。

そして最後に、貴重な取材・執筆を賜った中谷敏典氏に、心より御礼申し上げます。

２０２１年10月吉日

【参考文献】

1）（第二版）セラミックスの科学　柳田博明・永井正幸　1993年、技報堂出版
2）材料学シリーズ　セラミックスの物理　上垣外修己・神谷信雄　1998年、内田老鶴圃
3）裏切り者の細胞がんの正体　ロバート・ワインバーグ　1999年、草思社
4）ミトコンドリアはどこからきたか　生命40億年を遡る　黒岩常祥　2000年、日本放送出版協会
5）新ミトコンドリア学　内海耕慥・井上正康　監修　2001年、共立出版
6）イブの七人の娘たち　大野晶子訳　2001年、ソニー・マガジンズ
7）ゲノムと疾患　村松正實　編者　2004年、南山堂
8）細胞の世界　村松正實・木南凌監訳　2005年、西村書店
9）Essential細胞生物学（原著第2版）中村桂子ら監訳　2005年、南江堂
10）利己的な遺伝子〈増補新装版〉日高敏隆訳　2006年、紀伊國屋書店
11）ミトコンドリアが進化を決めた　斉藤隆央訳　2007年、みすず書房
12）ニュートン別冊　化学の〝カラクリ〟がよくわかる　イオンと元素　2007年、ニュートンプレス
13）ゲノム　第3版　新しい生命情報システムへのアプローチ　村松正實・木南凌　監訳、2007年、メディカル・サイエンス・インターナショナル
14）ルーイン細胞生物学　永田和宏ほか訳　2008年、東京化学同人
15）実験医学　Vol. 26　No. 13　2008年、羊土社
16）カラー図解　人体の成城構造と機能【全10巻縮刷版】坂井建雄ほか　2008年、日本医事新報社
17）ニュートン別冊　自然界のしくみを理解する第1歩　完全図解周期表　2008年、ニュートンプレス
18）医学細胞生物学（原著第3版）永田和宏ほか　2009年、東京化学同人

19）医学のための細胞生物学　永田和宏ほか　２００９年、南山堂
20）細胞死・アポトーシス集中マスター　２００９年、羊土社
21）ニュートンムック　現代科学も決してつくれない〝超精密機械〟細胞のすべて　２００９年、ニュートンプレス
22）最新がん免疫治療のすすめ　宇野克明　２００９年、メタモル出版
23）老化はなぜ進むのか　遺伝子レベルで解明された巧妙なメカニズム　近藤祥司　２００９年、講談社
24）ゲノミクス　配列解析から見える種の進化と生命システム　アーサー M．レスク　坊農秀雅　監訳者　２００９年、メディカル・サイエンス・インターナショナル
25）これからのゲノム医療を知る　遺伝子の基本から分子標的薬、オーダーメイド医療まで　中村祐輔　２００９年、羊土社
26）細胞工学　Vol．29　No．5　２０１０年、秀潤社
27）実験医学　Vol．28　No．7　細胞死研究総集編　２０１０年、羊土社
28）ミトコンドリアを復活させる電子付加治療①　不老長寿を実現させる科学　宇野克明　２０１０年、メタモル出版
29）ミトコンドリアを復活させる電子付加治療②　がん・アトピーを征圧する！　宇野克明　２０１０年、メタモル出版
30）ヒトはどうして死ぬのか　死の遺伝子の謎　田沼靖一　２０１０年、幻冬舎
31）糖化による疾患と抗糖化食品・素材〈普及版〉　米井嘉一　監修　２０１０年、シーエムシー出版
32）どうすればがんは消えるのか？　宇野克明　２０１１年、東邦出版
33）ミトコンドリア革命　宇野克明　２０１１年、東邦出版
34）ヒトの分子遺伝学　第４版　村松正實・木南凌　監修、２０１１年、メディカル・サイエンス・インターナショナル
35）動的平衡２　福岡伸一　２０１１年、木楽舎
36）細胞の形とうごきⅣ―細胞の形と細胞骨格―　川端和重　新宮（川端）弘子　２０１１年、サイエンス社
37）よくわかる・ゲノム医学　ヒトゲノムの基本からテーラーメード医療まで　服部成介　水島―菅野順子　２０１１年、羊土社

38）実験医学 Vol. 30 No. 15 がんと代謝 2012年、羊土社
39）オートファジー 生命をささえる細胞の自己分解システム 水島昇 吉森保 編者 2012年、化学同人
40）マイケル・R・ローズ 老化の進化論 小さなメトセラが寿命観を変える 熊井ひろ美訳 2012年、みすず書房
41）老化は治せる 後藤眞 2012年、集英社
42）実験医学 Vol. 31 No. 12 腫瘍免疫学とがん免疫療法 2013年、羊土社
43）実験医学 Vol. 31 No. 15 ゲノム医学・生命科学研究 総集編 2013年、羊土社
44）細胞死研究の今―疾患との関わり、創薬に向けてのアプローチ 2013年、メディカルドゥ
45）イラストで徹底理解する エピジェネティクスキーワード事典 分子機構から疾患・解析技術まで 2013年 羊土社
46）遺伝医学やさしい系統講義 18講 福嶋義光 監修者 2013年、メディカル・サイエンス・インターナショナル
47）エピジェネティクスキーワード事典 分子機構から疾患・解析技術まで 牛島俊和 眞貝洋一 2013年、羊土社
48）がん治療 3つの新戦略 宇野克明 2014年、東邦出版
49）実験医学 Vol. 32 No. 10 構造生命科学で何がわかるのか、何ができるのか 2014年、羊土社
50）実験医学 Vol. 32 No. 12 個別化医療を拓くがんゲノム研究 2014年、羊土社
51）実験医学 Vol. 32 No. 15 驚愕の代謝システム 2014年、羊土社
52）驚異のエピジェネティクス 遺伝子がすべてではない!? 生命のプログラムの秘密 中尾光善 2014年、羊土社
53）Cell Biology Seventh Edition Gerald Karp 2014年、WILEY
54）実験医学 Vol. 33 No. 5 がん微小環境と標的治療 2015年、羊土社
55）実験医学 Vol. 33 No. 7 発症前に診断し、介入する先制医療 2015年、羊土社
56）実験医学 Vol. 33 No. 10 知る・見る・活かす！シグナリング研究2015 2015年、羊土社

57）実験医学 Vol. 33 No. 20 ノンコーディングRNAテキストブック 2015年、羊土社
58）がん免疫療法のメカニズム解明と臨床への展開 がんと免疫 坂口志文 西川博嘉編 2015年、南山堂
59）組織細胞生物学（原書第3版）Abraham L.Kierszenbaum Laura L.Tres 2015年、南江堂
60）巨大ウイルスと第4のドメイン 生命進化論のパラダイムシフト 武村政春 2015年、講談社
61）ニュートン別冊 分子レベルでせまる進化のメカニズム ゲノム進化論 2015年、ニュートンプレス
62）がん免疫療法のメカニズム解明と臨床への展開 がんと免疫 坂口志文 西川博嘉 編者 2015年、南山堂
63）基礎から学ぶ生物学・細胞生物学 第3版 和田勝 2015年、羊土社
64）ヒトの遺伝子と細胞 西村尚子 2015年、技術評論社
65）実験医学 知る・見る・活かす！ シグナリング研究2015 2015年増刊、羊土社
66）実験医学 脂質疾患学 なぜ〝あぶら〟の異常が病気を引き起こすのか？ 2015年増刊、羊土社
67）実験医学 ノンコーディングRNAテキストブック 2015年増刊、羊土社
68）実験医学 Vol. 34 No. 3 発見から100余年 Notchシグナルの新世紀 2016年、羊土社
69）実験医学 Vol. 34 No. 5 ビッグデータ 変革する生命科学・医療 2016年、羊土社
70）実験医学 Vol. 34 No. 9 直径100nmのメッセンジャー エクソソームは診断・治療に革命をもたらすか？ 2016年、羊土社
71）実験医学 Vol. 34 No. 14 発がん 遺伝子変異＋αの真実に迫る 2016年、羊土社
72）実験医学 Vol. 34 No. 15 遺伝子制御の新たな主役 栄養シグナル 2016年、羊土社
73）実験医学 Vol. 34 No. 16 ゲノムデータをどう扱えば、医学と医療は変わるのか 2016年、羊土社
74）実験医学 Vol. 34 No. 17 再生医療と疾患解明の鍵となる組織幹細胞 2016年、羊土社
75）実験医学 Vol. 34 No. 19 codingRNAルネッサンス 2016年、羊土社

76）細胞工学　Vol.35　No.２　アストロバイオロジーとの遭遇　２０１６年、秀潤社
77）ニュートン別冊　食品の科学知識　増補第２版　２０１６年、ニュートンプレス
78）エッセンシャル免疫学　第３版　ピーター・パーラム　笹月健彦　監訳者　２０１６年、メディカル・サイエンス・インターナショナル
79）Ｅｓｓｅｎｔｉａｌ細胞生物学（原書第４版）Bruce Alberts, et al. 中村桂子　他　監訳者　２０１６年、南江堂
80）ニック・レーン　生命、エネルギー、進化　斉藤隆央　訳　２０１６年、みすず書房
81）NICK LANE THE VITAL QUESTION Energy,Evolution,and the Origins of Complex Life　W.W.NORTON
82）Molecular Cell Biology　Harvey Lodish et al.　２０１６年、w.h.freeman
83）ニュートン別冊　バクテリア＝細菌の生態と可能性　驚異のバクテリア　２０１６年、ニュートンプレス
84）ニュートン別冊　人体の最重要部品　10万種類のタンパク質　２０１６年、ニュートンプレス
85）ウイルスは生きている　中屋敷均　２０１６年　講談社
86）新・生命科学シリーズ　エピジェネティクス　大山隆　東中川徹　２０１６年、裳華房
87）マイクロバイオームの世界　あなたの中と表面と周りにいる何兆もの微生物たち　Rob Desalle&Susan L.Perkins　２０１６年　紀伊國屋書店
88）実験医学　エピゲノム研究　修飾の全体像の理解から先制・個別化医療へ　２０１６年増刊、羊土社
89）実験医学　遺伝子制御の新たな主役　栄養シグナル　２０１６年増刊、羊土社
90）実験医学　Vol.35　No.１　生命の複雑性と個別性に挑む　オープンシステムサイエンス　２０１７年、羊土社
91）免疫ペディア　１０１のイラストで免疫学・臨床免疫学に強くなる！　熊ノ郷淳　編集　２０１７年、羊土社
92）医学のあゆみ　第２６０巻・第１号　白石泰夫　編集発行人　２０１７年、医歯薬出版
93）医学のあゆみ　第２６１巻・第６号　白石泰夫　編集発行人　２０１７年、医歯薬出版
94）別冊・医学のあゆみ　ミトコンドリア研究ＵＰＤＡＴＥ　後藤雄一　編者　２０１７年、医歯薬出版

95）炎症と免疫11 Vol. 25 No. 6　2017年、先端医学社
96）ニュートン別冊　細胞と生命　生物を形づくる精緻な装置の神秘にせまる　2017年、ニュートンプレス
97）生物はウイルスが進化させた　巨大ウイルスが語る新たな生命像　武村政春　2017年、講談社
98）新版　動的平衡　生命はなぜそこに宿るのか　福岡伸一　2017年、小学館
99）基礎から学ぶ遺伝子工学　第2版　田村隆明　2017年、羊土社
100）細胞から若返る！ テロメア・エフェクト　健康長寿のための最強プログラム　エリザベス・ブラックバーン、エリッサ・エペル　森内薫　訳者　2017年、NHK出版
101）遺伝子は、変えられる。―あなたの人生を根本から変えるエピジェネティクスの真実　シャロン・モアレム　中里京子　訳者　2017年、ダイヤモンド社
102）ギャノング生理学　原書25版　岡田泰伸　監修者　2017年、丸善出版
103）実験医学 Vol. 35 No. 4　がん免疫療法×ゲノミクスで変わるがん治療！　2017年、羊土社
104）実験医学 Vol. 35 No. 7　生体バリア　粘膜や皮膚を舞台とした健康と疾患のダイナミクス　2017年増刊、羊土社
105）実験医学 Vol. 35 No. 8　臓器老化の本質に迫るステムセルエイジング　2017年、羊土社
106）実験医学 Vol. 35 No. 10　がん代謝　ワールブルグを超えて全容解明に挑む　2017年増刊、羊土社
107）実験医学 Vol. 35 No. 15　Theオートファジー　研究者たちの集大成が見える　最新ビジュアルテキスト　2017年増刊、羊土社
108）実験医学 Vol. 35 No. 20　総力戦で挑む　老化・寿命研究　2017年増刊、羊土社
109）別冊日系サイエンス225　人体の不思議　日経サイエンス編集部　編者　2018年、日経サイエンス
110）利己的な遺伝子　リチャード・ドーキンス　日髙敏隆　他　訳者　2018年、紀伊國屋書店
111）利己的細胞　遺伝子と細胞の闘争と進化　帯刀益夫　2018年、新曜社
112）別冊・医学のあゆみ　アンチエイジング研究―世界の趨勢と日本　齋藤英胤　編者　2018年、医歯薬出版
113）フィリップ・クリルスキー　免疫の科学論　偶然性と複雑性のゲーム　矢倉英隆　訳　2018年、みすず書房

114）PHILIPPE KOURILSKY LE JEU DU HASARD ET DE LA COMPLEXITE LA NOUVELLE SCIENCE DE LIMMUNOLOGIE PHILIPPE KOURILSKY Odile Jacob sciences
115）月刊 細胞（50巻12号 通巻671号）「細胞」編集委員会 編集人 2018年、ニューサイエンス社
116）若返るクラゲ 老いないネズミ 老化する人間 CRACKING THE AGIGNG CODE ジョシュ・ミッテルドルフ 他 矢口誠 訳者 2018年、集英社インターナショナル
117）生老死の進化―生物の「寿命」はなぜ生まれたか 高木由臣 2018年、京都大学学術出版会
118）実験医学 Vol. 36 No. 5 レドックス疾患学 2018年増刊、羊土社
119）実験医学 Vol. 36 No. 7 超高齢社会に挑む 骨格筋のメディカルサイエンス 2018年増刊、羊土社
120）実験医学 Vol. 36 No. 10 脂質クオリティ 2018年増刊、羊土社
121）実験医学 Vol. 36 No. 13 サイズ生物学 2018年、羊土社
122）実験医学 Vol. 36 No. 17 教科書を書き換えろ！ 染色体の新常識 2018年増刊、羊土社
123）実験医学 Vol. 36 No. 19 RNAが修飾される！ 2018年、羊土社
124）医学のあゆみ 第269巻・第5号 白石泰夫 2018年、医歯薬出版
125）医学のあゆみ 第271巻・第5号 白石泰夫 2018年、医歯薬出版
126）ニュートン別冊 死とは何か 死ぬとき、私たちの体に何がおきているのか 2019年、ニュートンプレス
127）臓器たちは語り合う 丸山優二 NHKスペシャル「人体」取材班 2019年、NHK出版
128）相分離生物学 白木賢太郎 2019年、東京化学同人
129）生物の中の悪魔「情報」で生命の謎を解く ポール・デイヴィス 水谷淳 訳者 2019年、SBクリエイティブ
130）別冊日経サイエンス235 進化と絶滅 生命はいかに誕生し多様化したか 渡辺政隆 2019年、日経サイエンス
131）実験医学 Vol. 37 No. 7 臓器連環による生体恒常性の破綻と疾患 2019年増刊、羊土社
132）実験医学 Vol. 37 No. 8 運動ってなんだ？／アジアのラボ事情 2019年、羊土社

133）実験医学 Vol. 37 No. 11 細胞老化の真機能／アカデミア創薬の支援制度 2019年、羊土社
134）実験医学 Vol. 37 No. 12 ミトコンドリアと疾患・老化 2019年増刊、羊土社
135）実験医学 Vol. 37 No. 14 HLAと疾患感受性／ラボ活性化ツール 2019年、羊土社
136）実験医学 Vol. 37 No. 15 がん免疫療法の個別化を支える 新・腫瘍免疫学 2019年増刊、羊土社
137）実験医学 Vol. 37 No. 20 シングルセルゲノミクス 2019年増刊、羊土社
138）ESSENTIAL CELL BIOLOGY Bruce Alberts et al. 2019年、W.W.NORTON&COMPANY
139）数でとらえる細胞生物学 Ron Milo, 他 舟橋啓 監訳 2020年、株式会社ウルス
140）もっとよくわかる！エピジェネティクス 環境に応じて細胞の個性を生むプログラム 鵜木元香 佐々木裕之 2020年、羊土社
141）LIFESPAN 老いなき世界 デビッド・A・シンクレア 他 梶山あゆみ 訳者 2020年、東洋経済新報社
142）基礎から学ぶ生物学・細胞生物学 第4版 和田勝 2020年、羊土社
143）別冊・医学のあゆみ エピジェネティクスと疾患 牛島俊和 2020年、医歯薬出版
144）実験医学 Vol. 38 No. 10 食と健康を結ぶメディカルサイエンス 2020年増刊、羊土社
145）実験医学 Vol. 38 No. 16 骨格筋とサルコペニア／合成致死 2020年、羊土社
146）実験医学 Vol. 38 No. 19 イムノメタボリズムとT細胞の疲弊・老化／ノーベル賞 2020年、羊土社
147）生理学・生化学につながる ていねいな生物学 白戸亮吉 小川由香里 鈴木研太 2020年、羊土社
148）ニュートン別冊 人生100年時代を生き抜くための、老化の最新知識 老いの取扱説明書 2020年、ニュートンプレス
149）実験医学 Vol. 39 No. 4 サイトカインストーム／ウィズコロナ時代の研究 2021年、羊土社
150）実験医学 Vol. 39 No. 6 世代を超えるエピゲノム／エレボの達人 2021年、羊土社
151）実験医学 Vol. 39 No. 11 がん代謝の新経路／医療リアルワールドデータ 2021年、羊土社

若化！

医師が見つけた若返る３つの魔法

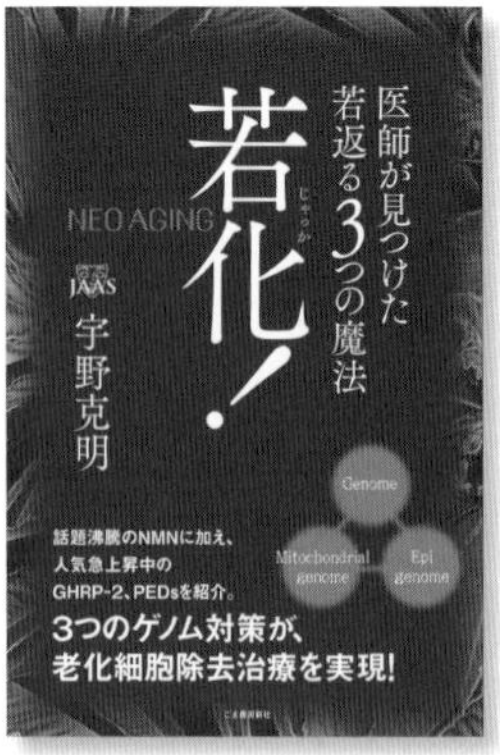

■宇野克明／著
■ ISBN 978-4-341-08791-3
■定価：本体 1500 円（税別）

話題沸騰の『脱アセチル NMN』に加え、
人気上昇中の GHRP−2、PEDs。
遺伝子 DNA から若くなる手順を紹介！

若さを医療で獲得する時代が来た。
①ゲノム系
②ミトコンドリアゲノム系
③エピゲノム系
３つのゲノムがあなたを若返らせる！

脱アセチルとヘルペス対策で

片頭痛が消えた！

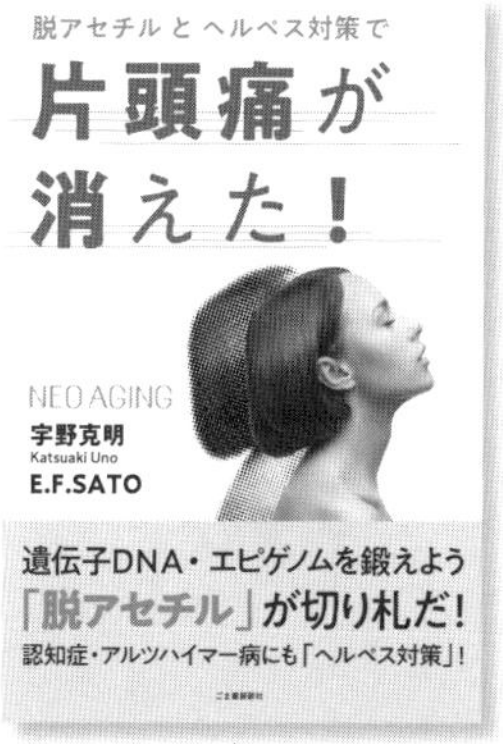

■宇野克明・E.F.SATO ／共著
■ ISBN 978-4-341-08799-9
■定価：本体 1500 円（税別）

片頭痛は水痘・帯状疱疹ウイルス
（ヒトヘルペスウイルス３）
の仕業との発表が続いている。
ウイルス対策で片頭痛は消えるのだ！

決め手となる「脱アセチル」を紹介。
薬や注射が不要なヘルペス対策は、
認知症・アルツハイマー病にも！

■中谷敏典（なかや・としのり）

薬事・医療ライター。1968年、静岡県浜松市出身。中央大学法学部中退。編集プロダクション、出版社勤務を経て2021年からフリーランスに。本作が初の著書。

装幀／**大塚勤（コンボイン）**
制作／**フォルドリバー**

がん細胞が消えた！
余命6カ月からの免疫対策

2021年10月20日　初　版第1刷発行
2024年5月15日　第2版第1刷発行

著　者　　中谷敏典
発　行　　フォルドリバー
発行／発売　株式会社ごま書房新社
〒167-0051
東京都杉並区荻窪4丁目32-3 AKオギクボビル201
TEL：03-6910-0481
FAX：03-6910-0482
https://gomashobo.com/

印刷・製本　精文堂印刷株式会社

ISBN978-4-341-08797-5